SUR LES

TUMEURS GANGLIONNAIRES

DU COU

PAR

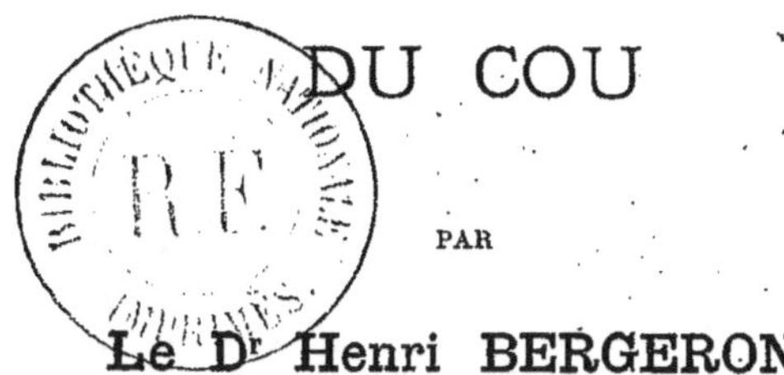

Le Dr Henri BERGERON,

Ancien interne lauréat des hôpitaux,
Médecin des prisons de la Seine,
Chevalier de la Légion d'honneur.

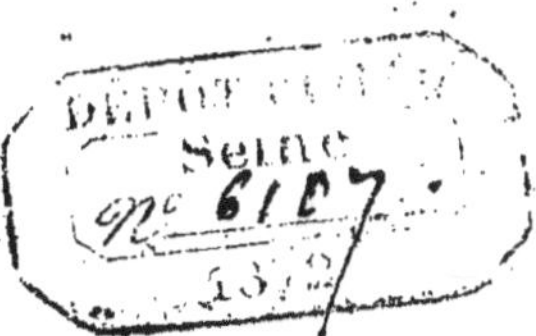

AVEC FIGURES INTERCALÉES DANS LE TEXTE.

PARIS

LIBRAIRIE J.-B. BAILLIÈRE et FILS,

19, rue Hautefeuille, près le boulevard Saint-Germain.

1872

TUMEURS GANGLIONNAIRES

DU COU

CHAPITRE Ier.

EXPOSÉ GÉNÉRAL DE LA QUESTION.

Sommaire.

Tumeur, définition, — il faut prendre ici le mot dans son sens le plus large, — la question de diagnostic prime tout dans une question de chirurgie topographique. —Plan succinct de la question. — Région du cou, délimitation. — Dépressions extérieures. — Examen et position relative des organes contenus. — Position exact des ganglions lymphatiques. — D'où viennent les lymphatiques qui aboutissent à chacun d'eux? — Structure des ganglions lymphatiques. — Corpuscules lymphatiques analogues aux corpuscules de Malpighi.

J'entendrai par *tumeurs ganglionnaires du cou*, toutes les tumeurs ayant leur siége ou leur point de départ dans les ganglions lymphatiques de la région cervicale du cou. Littré, dans le dictionnaire, fait en collaboration avec M. Robin, définit le mot *tumeur*, « toute éminence circonscrite, d'un certain volume, développée dans une partie quelconque du corps ; ainsi, dit-il, on confond sous la dénomination de tumeur : et la simple expansion et la tuméfaction, soit inflammatoire, soit de tout autre nature ; et la disten- sion d'un organe par l'accumulation anormale de ma- tières qui, dans l'état naturel, n'y sont contenues qu'en petite quantité et même la tuméfaction produite par le déplacement d'un organe qui vient faire saillie dans sa nouvelle place, etc. » C'est de la même façon que Virchow définit grammaticalement le mot Geschwulst (tumeur), au commencement de son grand traité, mais il en restreint bientôt le sens, en disant qu'il comprend plus spécialement sous ce nom, un ensemble de productions morbides persistantes de génération nouvelle, caractérisée par une tuméfaction limitée. Mais, dans une question de chirurgie régionnaire, de chirurgie *topographique*, je ne dois pas accepter cette définition restreinte, et je dois me ranger à l'avis du professeur Velpeau qui, dans son langage familier, répondait à un jeune étudiant qui l'interrogeait sur la définition du mot tumeur : « une tumeur ? c'est tout ce qui est gros.»

Ainsi donc, toute augmentation de volume des ganglions lymphatiques du cou, quel qu'en soient l'origine, la nature et l'évolution, doit être pour moi une tumeur ganglionnaire du cou. Si j'avais à faire l'histoire des tumeurs des ganglions lymphatiques en général, je pourrais me restreindre et accepter une définition moins étendue, mais la question de diagnostic, qui prime, dans cette thèse, toutes les autres, m'oblige à donner à ce mot son acception la plus large et la plus complète.

Ce point de départ bien fixé, je dois délimiter exactement la région dans laquelle se trouvent les productions morbides que je vais étudier, fixer, autant que possible, l'exacte position, la place déterminée qu'occupent les ganglions dans la région cervicale, et brièvement les organes qui les avoisinent.

Cela fait, j'énumérerai rapidement les diverses espèces de tumeurs, dont ces ganglions peuvent être le siége, et je tâcherai d'en former des groupes homogènes, surtout au point de vue pratique et chirurgical. J'espère montrer ensuite comment on peut distinguer ces divers groupes des tumeurs non ganglionnaires de la région.

Je chercherai à distinguer nettement, l'un de l'autre, ces divers groupes et les différentes espèces qui les composent, d'abord au point de vue de l'anatomie pathologique, puis au point de vue clinique. J'indiquerai ensuite les cas qui présentent des difficultés, parfois insurmontables, contre lesquelles vient trop souvent échouer la sagacité des chirurgiens les plus habiles.

La tumeur étant bien déterminée, j'indiquerai quel danger elle fait courir au malade, suivant son origine, sa forme et sa nature. Ces dangers, une fois connus, nous chercherons à déterminer les moyens que nous avons à notre disposition, pour faire disparaître ces tumeurs ou tout au moins les graves inconvénients qu'elles peuvent entraîner. Dans cette revue thérapeutique, les indications opératoires, le manuel chirurgical, et les accidents de l'opération seront rejetés à la fin, afin d'insister d'avantage et de mettre bien en relief ce chapitre, le plus important peut-être dans une thèse de chirurgie.

Si nous parvenons à bien remplir ce cadre, on pourra nous reprocher de n'avoir pas fait l'histoire des tumeurs ganglionnaires en général; mais nous aurons rempli la tâche restreinte que nous impose le titre de pathologie topographique qui nous est donné : « Tumeurs ganglionnaires du cou. »

Le cou, comme le dit M. Richet, dans son Anatomie

chirurgicale, est l'intermédiaire entre le tronc et la tête, c'est comme une *région de passage* dans laquelle on ne trouve, pour ainsi dire, aucun organe qui lui soit propre. Les vaisseaux artériels et veineux (et j'ajouterai les vaisseaux lymphatiques et la chaîne des ganglions), la trachée, l'œsophage, la moelle épinière et tous les nerfs qu'on y rencontre ne font, en effet, que le traverser pour se rendre à leur destination ultérieure ; seuls, le larynx, organe de la phonation, et la thyroïde lui appartiennent en propre.

Considéré au point de vue clinique, le cou a pour limites supérieures : un plan, horizontal d'abord, passant par les condyles de l'occipital, puis fortement incliné en avant et en bas, pour longer le bord postérieur des branches montantes du maxillaire, et, enfin, terminé en avant par la parabole que décrit la portion horizontale du maxillaire. Inférieurement, le cou est terminé également par un plan qui passe par l'arc très-ouvert, constitué par le sternum et les clavicules. A l'extérieur, le cou n'a pas des limites aussi mathématiques. Ainsi, en haut, nous le ferons remonter jusqu'à une ligne passant par le conduit auditif externe, l'apophyse mastoïde et la protubérance occipitale externe ; je sais que ce n'est pas les limites ordinaires du cou, mais il ne faut pas couper en deux les tumeurs qui peuvent se montrer dans la région sterno-mastoïdienne ; nous sommes parfaitement autorisé, du reste, à étendre jusque-là les limites de la région, par l'exemple de M. Richet qui subdivise le cou en cinq régions : la sus-hyoïdienne, la sous-hyoïdienne, la sterno-mastoïdienne, la sus-claviculaire, et une région postérieure sous-occipitale.

Je ferai remarquer qu'extérieurement le cou présente, de chaque côté, une dépression immédiatement en dedans de la portion horizontale de la mâchoire, une autre en avant du sterno-mastoïdien, une troisième en arrière du même muscle, plus prononcée en haut qu'en bas, une quatrième, qui forme le creux sus-claviculaire. Ces dépressions peuvent être masquées chez les sujets qui ont beaucoup d'embonpoint et, en particulier, chez les femmes; mais, si on y porte les doigts, on sent toujours que ceux-ci s'enfoncent aisément en ces points, comme s'ils rencontraient le vide derrière eux. J'insiste sur ces dépressions, car elles s'effacent plus ou moins, quand les ganglions du cou commencent à se tuméfier, et, plus tard, elles disparaissent tout à fait, pour être remplacées par des saillies très-prononcées.

Le cou renferme un grand nombre d'organes sur la position relative desquels je ne veux pas insister longuement. Pour en donner, aussi brièvement que possible, une idée exacte, je vous mettrai seulement sous les yeux la figure d'une coupe faite au niveau de la partie moyenne, sur laquelle vous verrez, comme sur un plan, la disposition générale des organes.

(Voir fig. 1 page suivante).

Au milieu de ces gaînes multiples, les ganglions lymphatiques sont situés, les uns tout à fait en dehors des gaînes, au-dessous du muscle peaucier; les autres sur la face externe du sterno-mastoïdien ou au voisinage des bords de ce muscle, en dehors de sa gaîne; mais ceux-ci sont plus nombreux, et la plupart se groupent autour de la veine jugulaire et des vaisseaux carotidiens, sur lesquels ils forment une chaîne non in-

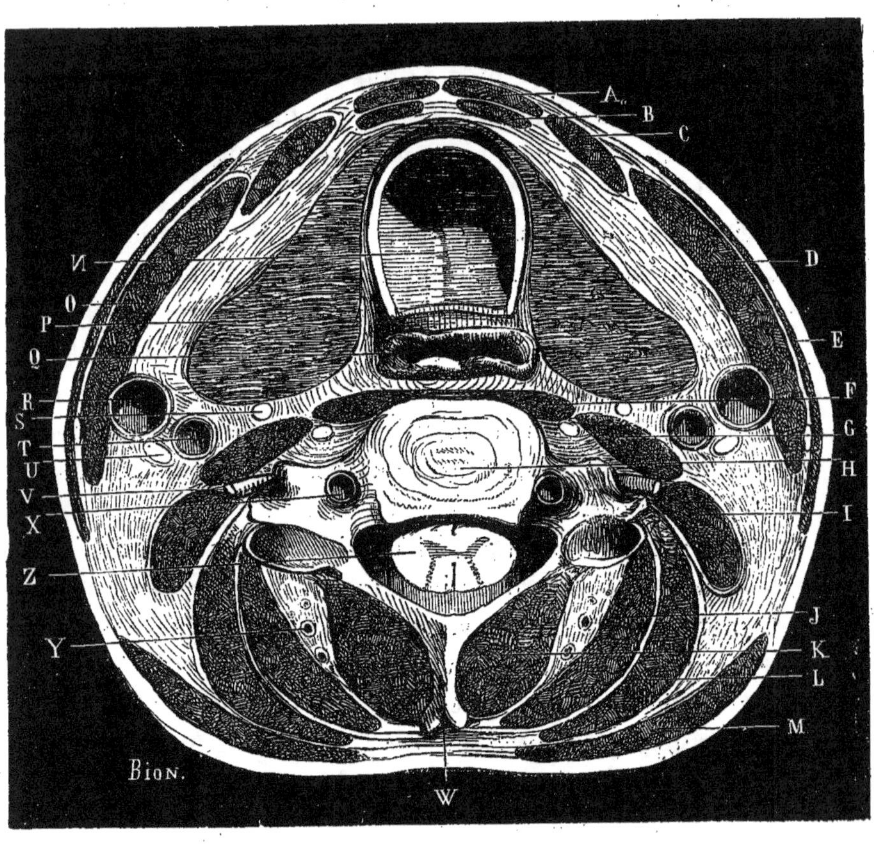

Fig. 1 Section horizontale divisant le cou à sa partie moyenne, A, Muscle sterno-hyoïdien. — B, Muscle sterno-thyroïdien. — C, Omo-hyoïdien. — D, Sterno-cléido-mastoïdien. — E, Peaucier. — F, Muscle droit antérieur de la tête. — G, Muscle scalène antérieur. — H, Corps de la quatrième vertèbre cervicale. — I, Scalène postérieur. — J, Grand complexus. — K, Transversaire épineux. — L, Splénius. — M, Trapèze. — N, Coupe de la trachée. — O, Muscle sterno-cléido-mastoïdien du côté gauche. — P, Lobe gauche du corps thyroïde. — Q, Œsophage. — R, Veine jugulaire interne gauche. — S, Nerf grand sympathique. — T, Carotide primitive gauche. — U, Pneumogastrique.— V, Un des nerfs rachidiens.—X, Artère vertébrale. — Y, Veine postérieure du rachis. — Z, Moelle épinière. — W, Apophyse épineuse.

(ANGER *Anatomie chirurgicale fig*. 445 *p*. 465.)

erro mpue de la région sus-hyoïdienne aux régions sus-claviculaire et médiastine.

Je ne puis mieux vous donner une idée des ganglions-sous-mastoïdiens que par la figure ci-jointe :

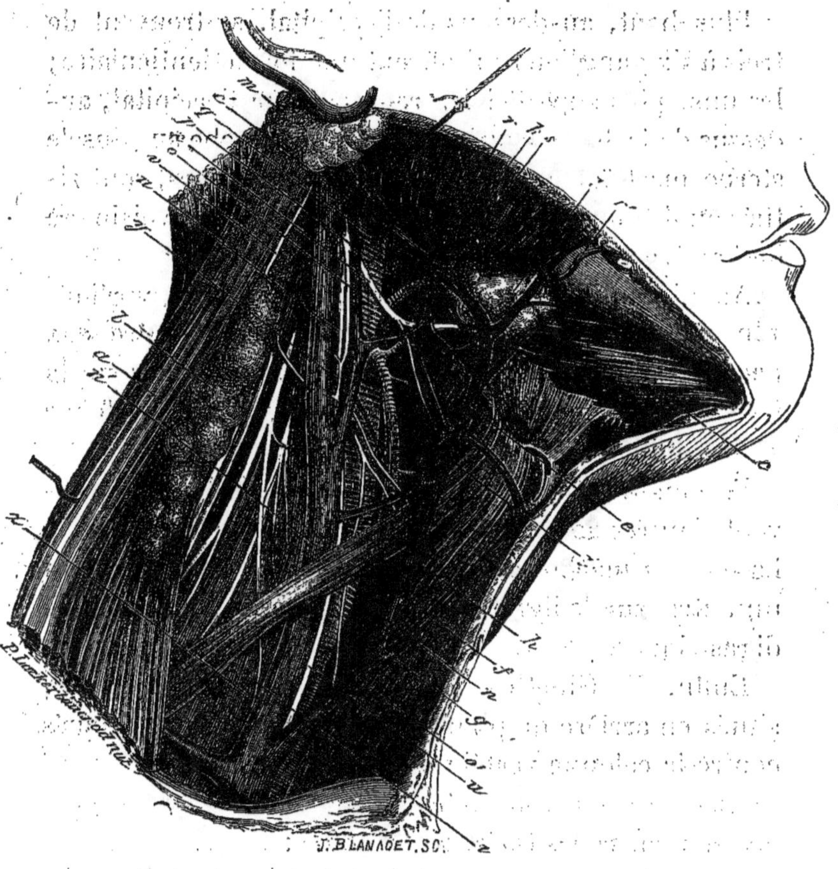

Fig. 2 . *a*, Sterno-mastoïdien, dont les attaches inférieures ont été coupées, et dont le bord antérieur est rejeté en dehors et en arrière. — *b*, Ganglions lymphatiques placés sous sa face profonde. — *c*, Ventre antérieur du digastrique. — *c'* Son ventre postérieur relevé par une érigme. — *e*, Muscle thyroïdien. — *f*, Muscle sterno-hyoïdien. — *g*. Sterno-thyroïdien. — *h*, Omo-hyoïdien. — *i*, Scalène antérieur. — *k*. Masséter. — *l*, Glande sous-maxillaire. — *m*, Glande parotide. — *n*, Carotide primitive. — *n'* Veine jugulaire interne. — *o*, Carotide externe. — *p*, Carotide interne. — *q*, Origine de l'artère occipitale. — *r*, Artère faciale. — *r'*, La même en avant du masséter. — *s*, Artère linguale. — *t*, Thyroïdienne supérieure. — *o'*, Veine jugulaire antérieure. — *u*, Nerf pneumogastrique. — *v*, Nerf spinal. — *x*, Nerf grand hypoglosse. — *y*, Anse anastomotique de la branche du grand hypoglosse et de la branche descendante interne du plexus cervical. — *z*, Nerf phrénique croisant le scalène antérieur.

(*Nouveau Dictionn, de méd. et de chirur. pratiq. J.-B. Baillière article Carotide*).

Plus haut, au-dessous de l'occipital, se trouvent de trois à six ganglions qui offrent une forme lenticulaire ; les uns, plus superficiels, reposent sur l'occipital, au-dessus de la ligne courbe qui donne attache au muscle sterno-mastoïdien ; les autres, plus inférieurs, sont situés au-dessous de l'attache de ce muscle, au voisinage de l'artère occipitale.

Au niveau de la parotide, se trouvent des ganglions plus petits et plus nombreux qui diffèrent entre eux par leur situation : les superficiels sont appliqués sur la face externe de la glande parotide ; les plus profonds se disséminent dans l'intérieur de la glande.

Plus en avant, sous la glande sous-maxillaire, se trouvent d'autres ganglions, immédiatement au niveau de la base de la mâchoire inférieure. On en rencontre aussi un autre, sur la ligne médiane, entre les deux muscles digastriques.

Enfin, M. Gillette en signale encore deux autres, situés en arrière du pharynx, immédiatement appliqués contre la colonne vertébrale, dont ils sont séparés par le muscle grand droit antérieur de la tête. Voici le résumé de ses recherches (*thèse Paris* 1867) :

« Sur cinq enfants paraissant âgés de 15 à 18 mois, nous avons trouvé deux ganglions derrière le pharynx, à la hauteur de l'axis, allongés verticalement en forme d'amande ; chacun d'eux était situé en dehors de la ligne médiane, comme le dit Luska, et plus près de l'union de la paroi latérale avec la paroi postérieure. Leur longueur

était environ de 1 centimètre et leur largeur 0 cent. 5 ;
évidemment ils étaient hypertrophiés. Ces ganglions,
qui reposent sur le muscle grand droit antérieur de la
tête, sont beaucoup moins adhérents à ce dernier qu'au
pharynx, avec lequel on les entraîne facilement quand
on fait la coupe de cet organe. Chacun d'eux est presque
immédiatement appliqué contre la carotide interne ; ils
sont quelquefois bi ou trilobés, ou plutôt sont consti-
tués par la réunion de deux ou trois petits ganglions
dont l'ensemble représente le ganglion post-pharyngien,
relié de chaque côté par des lymphatiques à la chaîne
des ganglions sous-sterno-mastoïdiens.

Sur deux enfants de 3 à 4 ans, nous n'avons trouvé
qu'un seul ganglion, plus petit que les précédents, situé
à droite et latéralement à peu près au même niveau.

Chez l'adulte, les recherches nous ont paru bien plus
difficiles, car les ganglions étaient loin d'avoir un volume
aussi considérable, mais nous les avons rencontrés sur
plusieurs sujets d'un volume égal, et ils nous ont semblé
occuper la même place que chez l'enfant. »

Examinons maintenant quels sont les vaisseaux lymphatiques qui se rendent à ces différents groupes de
ganglions.

Les vaisseaux lymphatiques qui viennent des lèvres
de la face et des gencives vont se jeter, les uns dans les
ganglions placés sous le peaucier, les autres dans les
glandes qui longent le bord externe du sterno-mastoïdien.
Aux ganglions qui entourent les gros vaisseaux du cou,
viennent se rendre les lymphatiques qui partent : de la
muqueuse palatine, du voile du palais, des amygdales,
du pharynx, du larynx, de la trachée et du corps thyroïde,

La partie postérieure du crâne envoie ses vaisseaux aux ganglions sous-occipitaux, et les téguments qui recouvrent les pariétaux et le frontal sont couverts de vaisseaux qui aboutissent aux ganglions parotidiens.

Les ganglions situés sous la mâchoire inférieure reçoivent la lymphe qui arrive de la glande sous maxillaire et de l'intérieur de la bouche, ainsi que de la partie antérieure des lèvres. Enfin, aux ganglions de Gillette, viennent se rendre les lymphatiques de la pituitaire et de la partie postérieure du pharynx.

Nous devrons donc, en présence d'un ganglion tuméfié du cou, examiner, avec un soin minutieux, les divers organes que nous venons d'énumérer, afin de déterminer s'il n'y a pas, dans l'un ou l'autre de ces points, quelque irritation locale, qui explique la tuméfaction ganglionnaire.

Les ganglions lymphatiques sont aussi le siége de dégénérescences nombreuses, soit à la suite d'une altération générale ou locale, soit d'une façon primitive. Il importe donc de nous rappeler exactement, en quelques lignes, la structure du ganglion lympathique :

M. Sappey dans sa 1re édition d'anatomie et Hewson, regardent le ganglion lymphatique comme formé par un plexus de vaisseaux lympathiques, et Kolliker admet à peu près les mêmes idées, puisqu'il considère les ganglions lymphatiques comme un tissu caverneux lymphatique. Virchow et bon nombre d'auteurs modernes admettent que le ganglion lymphatique est constitué en outre, histologiquement : par des amas de follicules clos, analogues aux corpuscules de Malpighi et aux follicules des plaques de Peyer. Le ganglion lymphatique est donc constitué : 1° par une enveloppe externe ; 2° par une substance corticale, présentant de grandes lacunes, dans lesquelles circule la lymphe ; 3° par une substance médullaire, formée par un lacis plus serré de vaisseaux lymphatiques veineux et artériels. Dans les parois fibreuses de ces lacunes, se trouvent les follicules clos, dont la présence caractérise essentiellement le ganglion lymphatique ; l'existence des follicules clos rapproche les glandes lymphatiques des glandes conglomérées, comme le thymus, le corps thyroïde, la rate. Dans l'intérieur du ganglion, arrivent des vaisseaux afférents et le ganglion donne, par un autre point, naissance à des vaisseaux efférents. Les premiers sont ordinairement en nombre double des seconds.

Avec une structure si complexe, un réseau capillaire aussi riche, il n'est pas étonnant que les ganglions lymphatiques soient le siége de nombreuses altérations et donnent naissance aux tumeurs variées que nous allons maintenant énumérer.

CHAPITRE II.

ÉNUMÉRATION ET CLASSIFICATION DES TUMEURS GANGLIONNAIRES DU COU.

Nombre considérable. Impossibilité de les décrire toutes.— Tumeurs aiguës, chroniques, ou tumeurs proprement dites. — Tumeur aiguë idiopathique Observation. — Adénophlegmon consécutif à une angine. Observation. — Adénite rétro-pharyngienne consécutive à une gastro-entérite. Observation. — Bubon vénérien à la suite d'un chancre mou. — Adénite aigu consécutive à l'adénite chronique.—Lymphadénome.—Tumeurs liquides. — Tumeurs scrofuleuses. — Tumeurs lymphatiques des militaires, de H. Larrey. — Lymphadénome typhoïde. — Gomme syphilitique. — Abcès froid ganglionnaire. — Tubercules consécutifs. — Bubon syphilitique. — Adénie ou leucocythémie. — Tumeur du carcinome généralisé. — Hypertrophie simple. — Tubercule primitif. — Lymphosarcome primitif. — Variété molle, variété dure. — Tableau.

Les tumeurs ganglionnaires du cou sont extrêmement nombreuses, et leur nombre s'accroît encore, si on veut diviser les espèces en variétés, au point de vue diagnostique, étiologique et thérapeutique.

Je n'ai certes pas la possibilité, dans ce travail rapide, d'examiner, une à une, chacune de ces variétés, dans leurs causes, leurs symptômes, leur marche, leurs terminaisons, etc. De plus, en agissant ainsi, je sortirais de la question pour fairé (à propos du cou, il est vrai) l'histoire des tumeurs ganglionnaires en général. Je vais donc me contenter d'une simple énumération de ces espèces, dont je résumerai l'ensemble dans un tableau synoptique.

Parmi ces tumeurs, les unes sont aiguës, ce sont les adénites ; les autres sont chroniques et généralement constituées par un tissu plus dense ; elles forment les umeurs proprement dites.

Les adénites ou tumeurs aiguës des ganglions sont

d'espèces différentes, suivant la cause qui leur a donné naissance ; en effet, elles peuvent être primitives et constituer, ce qu'on a appelé l'adénite aiguë primitive, ou bien elles peuvent être consécutives.

L'adénite aiguë primitive est assez rare, mais elle peut survenir à la suite d'une blessure directe d'un ganglion, d'une impression de froid, ou à la suite d'une cause qui nous échappe. Elle ne dure pas longtemps et peut, comme toute inflammation aiguë, se terminer par résolution, par suppuration, par induration, ou même passer à l'état chronique. Son pronostic et ses dangers varient, mais je veux seulement, maintenant, établir son existence, par l'exemple suivant :

OBSERVATION I (Inédite).

En 1862, le 16 mars, entre à l'hôpital Beaujon, dans le service de M. Morel-Lavallée, au n° 6 de la salle des hommes, un garçon de 18 ans, qui avait reçu un coup de fleuret démoucheté, il y avait quatre jours, dans la région du cou ; l'instrument était entré au niveau du bord antérieur du sterno-mastoïdien et ressorti en avant du bord antérieur du trapèze. Les plaies s'étaient cicatrisées dès le troisième jour, et le malade fit, ce jour-là, une marche forcée. Il s'aperçut alors qu'une grosseur se formait entre les deux orifices de ce séton traumatique, et, le lendemain, la douleur devenant très-forte, il se décida à entrer à l'hôpital.

16 mars. Le jour de son arrivée, les deux orifices, d'entrée et de sortie, sont fermés ; mais on constate très-bien, sous une peau rouge et enflammée, une tumeur, située entre les deux orifices, qui est assez limitée ; elle commence, seulement, à se ramollir au centre.

Le malade a un peu de fièvre, il a eu du frisson, la veille au soir. Cataplasmes, une portion.

Le 18. La fluctuation est manifeste ; on fait une incision, et il s'écoule une cuillerée de pus bien lié. On ne parvient pas, par la pression, à faire sortir le pus, de façon à faire disparaître la tumeur en totalité.

Le 24. La plaie, presque guérie, va se fermer, mais le malade conserve encore une induration au niveau de son abcès.

Il part chez lui; et M. Morel-Lavallée pense que cet abcès, d'où il n'est sorti aucun corps étranger, s'est produit dans un ganglion qui a été lésé par l'instrument vulnérant.

Les adénites aiguës consécutives sont beaucoup plus fréquentes et elles peuvent survenir à la suite d'un état purement local. Cet état local peut être une inflammation simple ou traumatique, un érysipèle du pharynx ou de la face, etc. J'en indiquerai l'exemple suivant :

OBSERVATION II.

Extraite de la thèse de M. Castelain. Paris, 1869.
Adénophlegmon consécutif à une angine.

Le nommé M.., âgé de 34 ans, tailleur de pierres, est admis, le 21 janvier, dans le service de M. Dolbeau, à Beaujon.

Depuis quelques jours, cet homme avait mal à la gorge, quand le 18 janvier, en se levant, il s'aperçut qu'il portait une grosseur sur la partie droite du cou. Le lendemain, la tuméfaction augmenta ; les douleurs, d'abord légères, devinrent plus violentes ; le malade se décida, alors, à entrer à l'hôpital.

21 janvier. Voici ce que l'on constate :

Gonflement de la partie latérale droite du cou, dans son tiers supérieur, soulèvement du sterno-mostoïdien, empâtement profond, léger œdème de la partie, un peu de rougeur à la peau, pas de fluctuation. La tête est inclinée du côté malade et le menton dirigé du côté sain ; la déglutition est difficile, les mouvements du cou sont très-douloureux ; le malade se plaint de ressentir des douleurs qui s'étendent jusqu'à l'oreille et la clavicule ; anorexie, fièvre. — Cataplasmes en permanence; bouillons, potages.

Le 23. La peau est plus rouge, l'œdème a augmenté, la fluctuation devient évidente. M. Dolbeau fait, couche par couche, une incision à la partie postérieure du sterno-mastoïdien ; il sort une grande quantité de pus. Cataplasmes, une portion.

Le 25. La partie a bien diminué de volume, la suppuration est moins abondante. Pansement à la glycérine, deux portions.

5 février. La plaie est presque entièrement cicatrisée, la tête a repris sa position normale. — Le malade part pour Vincennes

Les adénites aiguës peuvent encore être consécutives à une fièvre grave, telle que la scarlatine, la variole, la rougeole, la fièvre typhoïde, etc.; mais il y a ordinairement, dans ce cas, quelque altération locale concomitante qui entre, pour une certaine part, dans la production de l'adénite.

OBSERVATION III.

Abcès rétro-pharyngien aigu. Enfant de 7 mois. Guérison.
Gazette médicale, 1840, p. 425, ou The Dublin journal of medical science.)

En avril 1838, je fus mandé auprès d'un enfant de 7 mois. Il offrait les signes d'une gastro-entérite légère, compliquée de symptômes cérébraux. Vers l'angle de la mâchoire, à gauche, les ganglions lymphatiques étaient tuméfiés et douloureux. Le pharynx, la gorge, n'offraient rien de particulier. Il y eut bientôt une grande amélioration, et je cessai de voir l'enfant. A quelques jours de là, on m'appela en toute hâte auprès de lui. Depuis la veille, il vomissait fréquemment; la respiration était laborieuse, la tête penchée en arrière et comme fixée sur le col, lui-même immobile. Les deux mâchoires serrées l'une contre l'autre pouvaient difficilement s'écarter. Au moindre attouchement de ces parties, l'enfant poussait des cris; le col était légèrement tuméfié à gauche, sans changement de couleur à la peau. J'attribuai les accidents au gonflement des ganglions et ordonnai un traitement approprié. Au bout de huit jours, les ganglions avaient diminué; mais un bruit de gargouillement, comme si l'air traversait une abondante quantité de mucus s'entendait pendant la respiration; la suffocation était imminente. La mâchoire écartée avec force, j'introduisis le doigt dans le pharynx, et j'y sentis une tumeur fluctuante. J'appuyai avec force mon doigt sur elle et parvins ainsi à l'ouvrir.

Une grande quantité de pus s'écoula, et l'enfant fut immédiatement soulagé; mais l'ouverture faite, l'abcès se referma, et tous les accidents reparurent avec intensité. La difficulté que j'éprouvai à faire passer un bistouri entre les mâchoires m'engagea à faire construire un petit trois-quarts long de 108 millimètres, légèrement recourbé, avec lequel je procédai le lendemain à l'incision de la tumeur. Ce trois-quarts, fait exprès, est tout simplement

Bergeron.   2

un stylet portant une petite lame à son extrémité. La lame reste cachée dans la canule jusqu'à son arrivée sur la tumeur. Après cette petite opération, l'enfant se rétablit promptement.

On voit encore cette affection à la suite de pleuro-pneumonie (Leroux). Il constitue alors un abcès *critique.*

Parmi ces adénites, il est un cas particulier rare que je dois signaler, c'est celui dans lequel un chancre mou s'est développé à la face ou dans la bouche ; il survient, alors, une adénite qui suppure presque nécessairement et que je pourrais appeler bubon vénérien suppuré, non syphilitique. A la rigueur, cette espèce de tumeur ganglionnaire pourrait rentrer dans la précédente.

Cette idée est d'accord avec celle que M. Guérin exprimait, le 22 mai 1863, à la Société de chirurgie. Dans cette séance, M. Verneuil appelait l'attention de la Société de chirurgie sur trois cas d'abcès postpharyngiens, chez des malades atteints d'angines syphilitiques. Il en fait une sorte de bubon postpharyngien.

M. Guérin, présent à la séance, ne nie pas l'existence des ganglions postpharyngiens, mais il ne veut pas admettre que cette adénite postpharyngienne suppurée soit syphilitique ; oui, quand il y a un chancre mou, les ganglions suppurent, mais, avec des plaques muqueuses, avec un chancre induré, il n'y a pas de suppuration.

Enfin les tumeurs ganglionnaires aiguës peuvent succéder à quelques-unes des tumeurs chroniques que nous allons indiquer ; soit qu'il y ait eu une cause d'irritation traumatique, soit que le processus de la cause ait pris une marche plus active.

Les tumeurs chroniques présentent des variétés plus nombreuses encore que les tumeurs aiguës. Nous les distinguerons en tumeurs, ordinairement solides au début, et que nous désignerons sous le nom de lymphomes, que je considère comme synonyme de tumeur des ganglions lymphatiques, et en tumeurs liquides qui se développent primitivement et qui sont des exemples très-rares.

Pour en finir immédiatement avec ces dernières, je dirai qu'elles tiennent ou à une altération des vaisseaux lymphatiques, soit qu'il se soit formé une seule poche, ce qui constitue les kystes séreux des ganglions, soit que les vaisseaux ou lacunes se soient développés, à la manière des varices ou des tumeurs érectiles.

L'existence des kystes séreux des ganglions du cou paraît être démontrée par l'observation de M. A. Richard, sur laquelle M. Lebert fit un rapport, dans la séance du 9 avril 1851, à la Société de chirurgie. Le rapporteur, cependant, conteste les conclusions étiologiques de M. Richard, mais il dit qu'il en connaît deux exemples ; malheureusement ces kystes paraissent être développés dans des ganglions avoisinant un cancer ou un cancroïde, ce qui ne rentrerait pas dans ma définition. Heureusement, M. Hugier dit qu'il a enlevé à la région cervicale deux ganglions transformés en kystes, et, dans son Anatomie pathologique, Lebert lui-même (p. 237) dit qu'il en a observé dans deux circonstances. Bref, quoique me trouvant autorisé à admettre l'existence des kystes ganglionnaires du cou, j'avoue que je n'ai pu en trouver d'observation détaillée.

M. T. Anger, dans sa thèse inaugurale (Paris, 1867), a spécialement décrit les tumeurs lymphatiques variqueuses. J'extrais de sa première observation les particuarités qui ont trait à mon sujet.

Observation IV.

Tumeurs lymphatiques des glandes inguinales. Varices lymphatiques des vaisseaux sous-cutanés du cou et du périnée.

Le 31 décembre 1866, s'est présenté à la consultation de l'hôpital des Cliniques, le nommé B... (Benjamin), camionneur, demeurant faubourg Saint-Antoine, n° 21.

Il se plaint de tumeurs volumineuses à la gorge et aux régions inguinales.

Au cou, la tuméfaction s'étend du menton au devant du larynx, sans dépasser le bord inférieur du cartilage thyroïde, se prolongeant à droite et à gauche sous les branches de la mâchoire inférieure, dans la direction des glandes sous-maxillaires, et offrant son maximum de saillie sur la ligne médiane.

La peau est glabre, souple, mobile, non adhérente, et n'offre aucun changement dans sa coloration. On dirait, à la vue, un amas de graisse considérable. Au toucher, la sensation perçue ne saurait mieux se comparer qu'à celle éprouvée par les doigts tenant un paquet de vers enveloppés d'une peau de chamois.

La pression ne provoque aucune douleur et refoule en arrière de la base de la langue le paquet de cordons enroulés, sans que pourtant on puisse dire si on les réduit, si on les vide en réalité.

Les régions sus-claviculaires et axillaires sont complétement normales.

Deux tumeurs symétriques occupent l'espace compris entre le ligament de Fallope et le sommet du triangle de Scarpa. La peau qui les recouvre est blanche et entièrement semblable à celle du reste du corps; elle est souple, glisse facilement, et ne présente aucune adhérence. Le volume de chacune de ces tumeurs est à peu près celui du poing; leurs limites sont assez bien accusées et ne dépassent pas celles de la région inguino-crurale. Leur surface n'est pas aussi uniforme que celle de la tumeur sus-hyoïdienne; elle est légèrement onduleuse et mamelonnée. Le toucher offre la même mollesse, la même dépression facile; on dirait des éponges gorgées de liquides présentant çà et là des noyaux plus résistants et mal isolés.

En arrière des bourses, sur la ligne médiane, et au niveau du raphé périnéal, on observe une tuméfaction dont l'aspect, les caractères sont identiquement semblables à ceux de la gorge. Le sillon normal interfessier est remplacé par cette saillie uniforme sans limites précises, allant du scrotum à l'anus. Il semble que cette tumeur envoie quelques prolongements vers les masses inguinales, mais ces connexions ne sont pas assez franches pour qu'on puisse les affirmer d'une façon positive.

Là, comme partout, cette tuméfaction spongieuse est parfaitement indolente ; on peut la saisir, la presser, la réduire même en partie sans causer de douleur au malade qui éprouve pourtant une sensation pénible si la pression est un peu forte. Les secousses du camion, qu'il conduit chaque jour, retentissent douloureusement dans toutes ces tumeurs et c'est là un des principaux motifs qui l'ont engagé à venir consulter.

Nous avons recherché avec le plus grand soin, sur toute la surface du corps, s'il n'existait pas quelques dilatations des réseaux lympathiques du derme ; mais nulle part il n'a été possible d'en découvrir même une apparence.

Les membres inférieurs sont dans un état normal. Pas d'œdème ; pas de veines variqueuses ; pas le moindre changement dans la coloration de la peau.

Notre attention s'est ensuite portée sur la région lombaire. Mais l'épaisseur de la paroi abdominale rend l'examen difficile et ne permet pas de se prononcer pour ou contre l'existence de tumeurs analogues dans cette région.

L'ensemble de tous les signes que présentent ces tumeurs ne laisse aucun doute sur leur diagnostic. Elles sont évidemment constituées, par des dilatations soit des vaisseaux lymphatiques seuls, comme à la gorge et au périnée, soit des ganglions, comme aux deux aines.

Telle fut, du reste, l'opinion de M. Nélaton, qui a vu ce malade à plusieurs reprises.

Interrogé sur ses antécédents, sa façon de vivre, et l'origine de ces tumeurs, ce camionneur donne les renseignements suivants :

Il est né à Ceaucé (Orne), en 1833, et est resté en Normandie jusqu'à l'âge de 13 ans.

C'est en 1863, que débuta la tuméfaction de sa gorge, au point qu'on lui donna le surnom de *gorge de pigeon*. En même temps il eut une angine.

Trois mois après cette apparition, son cou diminua sensiblement, mais les aines et le périnée commencèrent à acquérir le volume qu'ils ont aujourd'hui. Plusieurs médecins furent consultés, dont un seul, M. Voillemier, reconnut la nature de l'affection et conseilla au malade de ne jamais permettre qu'on touchât à ses tumeurs.

Tel était l'état de ce malade au 31 décembre 1866.

Absent depuis cinq mois, je n'ai pu le revoir qu'au milieu du mois de juin 1867. Lorsqu'il se présenta à moi, je ne l'ai pas reconnu, tant il était changé et amaigri. Ce n'est pas tout : cette grosse *gorge de pigeon* qui le préoccupait tant et donnait à sa physionomie un aspect caractéristique, n'existe plus. Impossible de soupçonner qu'il y ait eu là, il y a cinq mois, une tumeur du volume du poing. Cependant le toucher et un examen plus attentif permettent de reconnaître que la tumeur a plutôt diminué que disparu. Si elle ne constitue plus une difformité qui saute aux yeux, cette région sus-hyoïdienne offre encore sous le doigt quelques cordons et quelques noyaux ratatinés, derniers vestiges de ces volumineux paquets de vaisseaux enroulés et remplis de lymphe.

En revanche, les deux tumeurs inguinales, et surtout la tuméfaction périnéale, ont sensiblement augmenté de volume. Ces tumeurs, tout en grossissant, ont conservé la même physionomie. Celles des aines ont envahi plus complétement le triangle de Scarpa. Celle du périnée a acquis la grosseur du poing. En outre, celle-ci n'offre plus seulement au toucher une agglomération de cordes enroulées et flexueuses, mais on y sent de nombreux noyaux analogues à ceux des ganglions. Les connexions avec les aines sont bien plus apparentes. Malgré ce développement énorme des lymphatiques, le scrotum est resté tout à fait intact. Il est repoussé en avant par le développement du périnée; mais les lymphatiques ne paraissent nullement envahis, et scrotum et testicules sont complétement indépendants et en dehors du développement pathologique du périnée.

Il nous a semblé sentir dans l'aisselle du côté droit un commencement d'altération analogue de l'une des glandes de cette région.

Le malade ayant maigri, il est plus facile d'explorer la région lombaire à travers la paroi abdominale amincie. En déprimant fortement cette paroi, on arrive sur un terrain mou et spongieux, à travers lequel il est difficile de bien distinguer l'angle sacro-vertébral. Aussi sommes-nous disposé à penser qu'il existe là une dilatation des lymphatiques intra-glandulaires analogue à celle des ganglions inguinaux.

Nous avons pu également sentir le bord inférieur du foie qui dépasse très-peu les fausses côtes.

L'examen microscopique du sang était intéressant. Nous en avons pris une goutte; les globules rouges sont tout à fait normaux. Mais il m'a été impossible de découvrir *un seul globule* blanc dans la préparation.

Les urines sont claires après l'émission. Par le repos, elles laissent déposer au fond du vase une couche de mucus glaireux et filant. Elles ne se troublent ni par la chaleur ni par l'acide nitrique. Chauffées avec une solutiou de potasse ou de liqueur de Frommerz, elles ne donnent aucun précipité. Le microscope n'y démontre pas un seul globule de chyle, et l'hypothèse d'urines chyleuses émise par M. Gubler n'est point applicable à ce que j'ai observé dans ce cas.

Depuis cinq mois, cet homme a changé son régime. Il ne s'est plus gêné, dit-il, pour prendre un verre de vin; et de fait il boit environ chaque jour 2 litres 1/2 de vin. De temps en temps même il va plus loin et arrive jusqu'aux limites de l'ivresse.

Il n'a pris d'autre médicament qu'une tisane que lui a indiquée un droguiste. Lorsqu'il se fatigue, les aines, et surtout le périnée, lui semblent plus pesants, et deviennent même sensibles.

Il n'a pas remarqué que ses tumeurs diminuassent sensiblement de volume pendant le repos de la nuit. Mais elles sont moins dures et moins tendues le matin.

J'ai encore revu deux fois ce malade depuis un mois. L'état général et local est absolument le même : ni augmentation ni diminution dans les tumeurs. Le sang, dans mon dernier examen, contenait quelques globules blancs, mais en quantité moindre qu'à l'état normal. Je dois enfin noter un très-léger tremblement dans les mains, qu'il faut attribuer aux excès de boisson auxquels se livre cet homme, malgré les conseils les plus pressants.

Cette curieuse observation ne montre pas manifestement que l'altération se rencontrait aussi dans les ganglions du cou; mais l'examen anatomique n'étant pas fait, on ne peut affirmer péremptoirement qu'il n'y avait rien dans les ganglions. Je cite plus loin une observation plus concluante, p. 142.

Je diviserai les lymphomes ou tumeurs ganglion-naires proprement dites, en tumeurs consécutives et en tumeurs primitives.

Des tumeurs consécutives, les unes ont une tendance marquée à la suppuration ou même peuvent être sup-purées d'emblée; les autres n'ont pas de tendance à la suppuration; les autres ont une tendance à l'ulcération et à la suppuration après l'ulcération.

Parmi les tumeurs qui ont de la tendance à la sup-puration, nous distinguerons trois groupes :

1° Les tumeurs consécutives à un état général, ordi-nairement scrofuleux, ou tout au moins lymphatique, état général dont l'action a presque nécessairement be-soin d'être sollicitée par une irritation locale. Tels sont les lymphomes scrofuleux, les lymphomes des sujets lymphatiques qu'on ne peut considérer comme scrofu-leux et les lymphomes typhoïdes.

Tout le monde est d'accord sur les tumeurs scrofu-leuses des ganglions; je n'y insisterai pas. Je ferai re-marquer cependant que le mot scrofule n'indique pas une diathèse spéciale, mais simplement une disposition particulière de l'individu, une dyscrasie qui le rend apte à avoir des tumeurs ganglionnaires chroniques, sous l'influence de la moindre irritation. C'est, si je puis me permettre cette comparaison, un individu dont l'orga-nisme est un terrain propre au développement hyper-plasique des ganglions lymphatiques. Ce terrain peut être plus ou moins bien préparé, et il y a des individus peu disposés qui n'auront de tumeurs scrofuleuses que si les irritations locales, les inflammations partielles sont fréquemment répétées.

Je suis amené ainsi à dire que les lymphomes des

individus lymphatiques, si bien décrits dans le mémoire de M. le baron H. Larrey à l'Académie, sur les adénites des militaires, n'existent probablement pas comme
entité morbide, et je n'en fais une classe à part que
sous toute réserve; parmi les faits que cite cet auteur,
je ferai deux parts : une que je rangerai parmi les tumeurs scrofuleuses et une autre parmi les tumeurs lymphatiques de l'affection connue sous le nom d'adénie.

Ce sont les lymphomes des sujets plus ou moins lymphatiques qui prennent souvent une consistance cartilagineuse et même osseuse; mais c'est là une forme particulière qui peut aussi bien arriver chez les sujets scrofuleux que chez les sujets sarcomateux. Elle dépend du
dépôt de cellules cartilagineuses ou d'ostéoplastes dans la
tumeur.

Quant au lymphome typhoïde, il a été décrit, tout
au long, par Virchow, dans son troisième volume du
Traité des tumeurs; dans les cas que j'ai lus, j'ai remarqué que les tumeurs des ganglions ont presque toujours été précédées par une altération plus ou moins
prononcée des organes d'où viennent les vaisseaux afférents des ganglions; ce qui justifie la place que je
donne ici à ces lymphomes. Je place aussi, dans
ce groupe, les tumeurs qui accompagnent l'affection
nerveuse.

2me *groupe.* — Le deuxième groupe comprend les tumeurs qui succèdent à un état général sans qu'il y ait
aucune affection locale concomitante. Ce sont les gommes syphilitiques qui se développent dans les ganglions, les tubercules qui peuvent envahir les ganglions, après avoir déjà atteint d'autres organes ; enfin,

les abcès froids qui peuvent avoir, pour point de départ, les ganglions lymphatiques chez les sujets fatigués, affaiblis, ayant un mauvais état général. A la rigueur, je pourrais faire rentrer l'abcès froid ganglionnaire dans la classe des scrofules, dont il n'est, sans doute, qu'une phase terminale d'évolution.

3me *groupe.* — Enfin, dans un troisième groupe, je placerai les tumeurs qui sont consécutives à un état purement local; je veux parler des tubercules consécutifs. Je crois être autorisé à admettre les tubercules secondaires des ganglions; par cette remarque, pour ainsi dire vulgaire, en anatomie pathologique, que les ganglions voisins des organes tuberculeux deviennent eux-mêmes tuberculeux. Cette variété diffère de la précédente en ce que, dans les tubercules secondaires, le ganglion reçoit les lymphatiques d'un organe atteint de tubercule, tandis que, dans l'autre variété, le tubercule se développe, dans le ganglion, en vertu de l'altération de la constitution, sans que la maladie ait pu lui être transmise par ses vaisseaux afférents. Voici un exemple de tubercule consécutif :

OBSERVATION V.

Recueillie par M. Sevestre, interne du service. Pièce présentée à la société anatomique le 28 juin 1872. Tubercules des ganglions du cou, consécutifs à des tubercules de l'amygdale. Généralisation tuberculeuse rapide.

Un homme de 35 ans est entré, le 29 mai, à l'hôpital Lariboisière, dans le service de M. Jaccoud. Il se plaignait d'un mal de gorge dont il faisait remonter le début au commencement d'avril.

A cette époque, sans cause appréciable, il avait ressenti dans la région pharyngée une douleur qui, depuis lors, avait été toujours en augmentant; cette douleur, surtout intense péndant la déglutition, avait, depuis quelque temps, rendu l'alimentation presque impossible. En examinant le fond de la gorge, on pouvait constater la présence d'une ulcération fongueuse, végétante, un peu grisâtre par places, occupant la région de l'amygdale gauche et le pilier gauche du voile du palais; le doigt, introduit dans la bouche, arrivait à peine sur l'ulcération elle-même, à cause des efforts de vomissements que provoquait l'exploration; il paraît, cependant, que la base de la langue était un peu indurée. De plus, en examinant le cou, on remarque que les ganglions supérieurs du côté gauche sont volumineux et indurés; il y avait aussi un gros ganglion dans la région sus-claviculaire du même côté. Le diagnostic porté fut: cancer (probablement épithélioma) de l'amygdale, ayant envahi consécutivement les piliers du voile du palais. Rien du reste dans les antécédents du malade ne venait infirmer ou confirmer ce diagnostic. Il disait s'être toujours bien porté jusqu'alors et ne savait ren de précis sur ses antécédents héréditaires. L'examen des autres organes ne révélait, non-plus, aucune autre lésion. L'examen du poumon en particulier, qui fut répété plusieurs fois avec soin, spécialement à cause de l'existence de ganglions sus-claviculaires, fut toujours négatif.

Puis l'ulcération restant à peu près stationnaire, se creusant seulement un peu plus (car au moment de l'entrée, il y avait un peu de saillie de l'amydale), les ganglions du cou qui n'avaient pas encore été tuméfiés, le devinrent à leur tour; quelques-uns du côté droit se prirent aussi; et le malade mourut autant par épuisement que par le fait d'une bronchite développée dans les derniers jours. Du moins, c'est ainsi que l'on expliqua la mort avant l'autopsie. Depuis quelques jours en effet, la respiration était plus gênée et et l'on trouvait quelques râles, peu nombreux d'ailleurs, disséminés dans la poitrine.

A l'autopsie, voici ce que l'on trouva: une ulcération irrégulière, ayant détruit l'amygdale et s'étendant depuis la luette qui est indurée et à sa base légèrement entamée, jusqu'au larynx. Cette ulcération qui se prolonge de ce côté sur le ligament aryténo-épiglottique ne s'étend cependant que très-peu dans le larynx lui-même; les cordes vocales sont absolument saines. L'épiglotte est tuméfiée, rouge, couverte de volumineuses saillies glandulaires sur sa face laryngée; à sa face antérieure, on voit le cartilage mis à nu par l'ulcération. La base de la langue est elle-même, dans une petite étendue, le siége d'une ulcération peu profonde, un peu granuleuse, qui semble avoir mis à nu les glandes de cette région. Du reste, au voisinage de l'ulcération, sur la base de la langue, comme sur le voile du palais, les glandes sont augmentées de volume.

Les ganglions du cou étaient les uns (et surtout les ganglions supérieurs gauches) complétement désorganisés et remplis de pus caséeux assez épais, les autres seulement indurés. Les ganglions thoraciques étaient sains, ainsi que ceux des autres parties du corps. Quant aux poumons, ils présentaient des granulations tuberculeuses assez récentes (quelques-unes seulement caséeuses) disséminées en grand nombre dans toute leur étendue. On trouvait aussi des granulations ou plutôt de petits points opaques aplatis en forme de lentille sur la surface viscérale de la plèvre.

Il n'y avait aucune autre lésion, et en particulier rien dans l'intestin.

Parmi les lymphadénomes consécutifs qui n'ont pas de tendance à la suppuration, nous citerons ceux qui sont consécutifs à un état local et ceux qui viennent à la suite d'une affection générale. Le bubon syphilitique indolent qui accompagne le chancre induré des lèvres, du voile du palais ou de l'intérieur de la bouche est un exemple du premier cas.

Quant au second cas, nous citerons les tumeurs ganglionnaires qui dépendent de l'affection qu'on a nommée adénie et leucocythémie. Nous chercherons à établir que ces deux affections sont identiques en faisant le diagnostic des tumeurs qu'elles engendrent à la région cervicale.

Les lymphadénomes consécutifs peuvent avoir une certaine tendance à l'ulcération, avec fonte de leur tissu, suppuration fétide, etc. Si cette tumeur est consécutive à un état local de même nature, nous disons que le ganglion est atteint de lymphosarcome secondaire. Si les organes qui fournissent les lymphatiques sont sains, si, en un mot, la tumeur est accompagnée, sur le sujet, de tumeurs semblables qui l'ont précédée dans des organes indépendants, le malade est atteint de cancer généralisé ; le sarcome s'est développé dans le ganglion du cou comme il se serait montré dans tout autre organe.

Enfin, les lymphomes peuvent être primitifs, c'est-à-dire isolés, indépendants de toute cause connue ce sont : l'hypertrophie simple, le tubercule primitivement ganglionnaire, le lymphosarcome primitif qui présente une variété dure et une variété molle.

Je trouve l'hypertrophie simple indiquée dans tous les auteurs classiques, mais, en réfléchissant bien, je suis disposé à la croire très-rare, car un certain nombre des observations que j'en ai lues peuvent être, selon moi, rattachées ou à l'adénie ou à la scrofule. Ce serait, dans le premier cas, une adénie ayant débuté par les ganglions du cou et n'ayant pas encore envahi les autres organes, ou bien une adénite scrofuleuse dont l'origine fugitive a été méconnue. Je m'appuie encore sur ce fait que, d'années en années, depuis qu'on connaît mieux l'adénie et les autres tumeurs ganglionnaires, les observations d'hypertrophie simple des ganglions lymphatiques sont de plus en plus rares dans la littérature médicale.

Je veux citer pourtant à ce propos l'observation suivante qui m'a été communiquée par M. Cauchois. Elle se rapproche beaucoup de ce qu'on a appelé tumeur fibro-plastique, affection si voisine des sarcomes malins. Cependant j'appellerai l'attention sur la persistance d'un ganglion sous-maxillaire qui fait un peu penser à une affection scrofuleuse. Il faudra suivre le malade pour décider la question.

OBSERVATION VI.

Recueillie par M. Cauchois, interne du service de M. le professeur Verneuil, à l'hôpital Lariboisière. Hyperplasie simple, suivie de dégérescence fibreuse des ganglions lymphatiques sous-maxillaires. Opération par le bistouri. Ligature de la jugulaire interne sans accident

Armand M..., âgé de 25 ans, entre le 8 mars à la Lariboisière au n° 26 de la salle Saint-Augustin, dans le service de M. le professeur Verneuil.

Cet homme est d'une constitution de force moyenne ; il est peu robuste et a le teint pâle et les cheveux blonds. Né à la campagne où il a longtemps vécu, il n'habite Paris que depuis huit mois. Son père est mort à un âge très-avancé, d'une affection inconnue, sa mère est encore vivante et bien portante.

Dans son enfance, dans sa jeunesse il n'a eu aucune maladie dont il ait gardé le souvenir.

L'affection qui l'amène à l'hôpital siége au cou, où elle a débuté il y a six ans. Vers l'âge de 19 ans, il a remarqué au-dessous de l'angle de la mâchoire du côté gauche, une grosseur (c'est sa propre expression) ; sous le doigt, elle offrait le volume d'une noisette.

Selon lui, c'est là l'origine la plus importante des volumineuses tumeurs que nous avons sous les yeux. Cependant, à côté de cette première tumeur, se sont développées d'autres saillies roulant sous le doigt. Jamais aucune d'elles ne l'a fait souffrir, depuis le commencement jusqu'à aujourd'hui.

Nous remarquons que ce malade porte au côté gauche du cou, au-dessous de la mâchoire, un gonflement notable, la peau est restée saine, souple, sans changement de couleur et mobile sur les parties profondes.

Par la palpation, on sent à gauche plusieurs tumeurs qui occupent la région sterno-mastoïdienne et la région sus-hyoïdienne ; la plus volumineuse correspond à la partie médiane du muscle sterno-mastoïdien, sous lequel elle semble s'enfoncer profondément ; elle offre le volume d'un œuf de poule.

Sa consistance est ferme, rénitente ; elle est mobile, mais pas assez cependant pour rouler sous le doigt.

Au-dessous et en avant de cette première tumeur, on en sent

quatre autres arrondies, à contours bien nettement limités comme la précédente, mais d'un bien plus petit volume.

Prises ensemble, ces tumeurs forment une sorte de chapel et chapelet, circonscrivant, pour ainsi dire, le bord inférieur de la mâchoire et paraissant avoir des connexions intimes avec la gaîne du muscle sterno-mastoïdien.

Les muqueuses buccale et pharyngienne sont saines. Le malade a du côté des tumeurs plusieurs dents cariées ; il y a dix ans que ces dents avaient commencé à devenir malades.

Il n'y a aucun indice de compression des vaisseaux ou des nerfs.

L'opération est pratiquée le 27 mars 1872. On attaque d'abord la plus grosse tumeur à travers une incision cutanée parallèle à son grand axe, c'est-à-dire à peu près selon la direction du bord antérieur du sterno-mastoïdien. La peau est facile à disséquer, mais il fallut inciser le muscle transversalement dans la moitié environ de sa largeur. La séparation de la tumeur d'avec les parties profondes a été extrêmement laborieuse. Le voisinage des vaisseaux carotidiens et de la veine jugulaire ne permit pas à M. Verneuil de se servir du bistouri et il fallut achever ce temps de l'opération, à l'aide des doigts et de la pointe de ciseaux mousses. Malgré cela, l'opérateur ne put extirper la totalité de la tumeur qu'en dénudant l'artère carotide primitive que nous vîmes battre au fond de la plaie ; de plus, la veine jugulaire interne fut blessée malgré ces précautions, et il fallut l'entourer d'une ligature.

Les quatre autres tumeurs furent ensuite enlevées un peu plus aisément. Pour cela, l'incision postérieure perpendiculaire à la première fut prolongée en avant, de manière à parfaire une incision cruciale qui permit d'explorer toute la région sus-hyoïdienne gauche. Il nous fallut lier deux artères de moyen calibre et une très-volumineuse, la faciale, dont la dimension surpassait l'état normal. C'est en extirpant la plus antérieure des tumeurs qu'elle fut ouverte.

La plaie fut pansée avec de la charpie phéniquée.

L'examen histologique des pièces fraîches a été pratiqué par M. le docteur Muron, qui en a consigné les résultats dans la note suivante :

La coupe de la plus grosse des tumeurs, offre un centre d'aspect fibreux à l'œil nu, autour duquel on voit, vers la périphérie, une série d'îlots arrondis, à contours sphériques ; ils ont une couleur blanc-grisâtre et une consistance plus ou moins mollasse. Ce centre et ces îlots sont continus l'un à l'autre, et il est impossible de les séparer sans les déchirer.

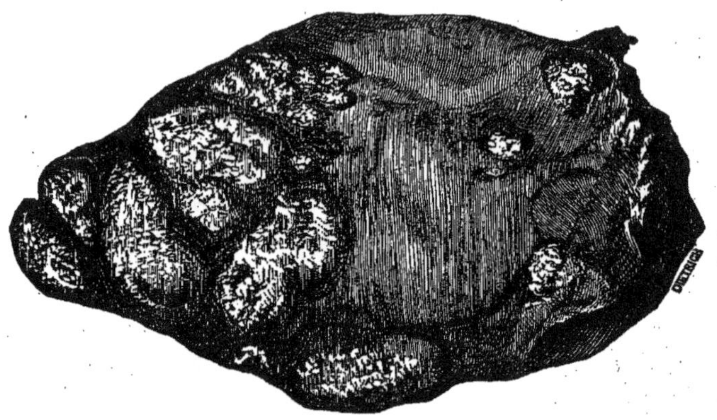

La substance propre de ces îlôts est constituée par des *cellules lymphatiques* et un *tissu réticulé*. Les éléments cellulaires sont par place en complète dégénérescence graisseuse; on ne voit plus de fibres élastiques anastomosées, avec renflement au niveau des anastomoses, mais bien de larges aréoles limitées par des faisceaux très-fins de tissu connectif, offrant des renflements au niveau de leur point de réunion. Ces faisceaux contiennent des noyaux dans leur épaisseur. Ce tissu est donc représenté par un tissu réticulé en dégénérescence fibreuse.

La portion centrale de la grosse tumeur est complétement fibreuse. On trouve, en effet, de nombreux faisceaux très-fins de tissu conjonctif s'entre-croisant en tous sens; toutefois quelques rares îlots de tissu lymphatique sont encore épars au milieu.

Quant aux petites tumeurs, elles sont constituées simplement par du tissu lymphatique. Ce tissu forme exclusivement les plus petites et il a une tendance à la dégénérescence fibreuse dans celles d'une grosseur intermédiaire. Nous avons donc ici une série de tumeurs dans lesquelles on peut suivre graduellement le passage de l'hyperplasie simple du tissu lymphatique reticulé à la dégénérescence fibreuse. C'est ce tissu qui forme les tumeurs ganglionnaires décrites par Virchow sous le nom de lymphômes durs. (Virchow, *Pathologie des tumeurs*, t. III, p. 64.)

En résumé, nous avons donc là une variété de lymphadé-

Nous devons ajouter que le sang du malade n'a présenté au

microscope aucune augmentation de nombre des globules blancs.

Dès les premières heures qui ont suivi l'opération, le malade s'est plaint de céphalalgie hémicrânienne gauche, c'est-à-dire du côté opposé, où la jugulaire interne était oblitérée. De plus, inappétence, soif vive, quelques nausées sans vomissements, cependant. La température dans l'aisselle s'élevait le soir à 39°,4 et le pouls montait à 120.

28 mars. Les symptômes sont les mêmes, mais la céphalalgie est un peu moindre cependant. La température était le matin encore de 39°,4 et le pouls à 104. Le soir, la température s'élève à 39°,8 et le pouls à 116.

Le 29. Les symptômes graves sont très-notablement amendés. La céphalalgie a disparu; il y a seulement un peu de gêne de la déglutition. La température le soir et le matin est de 38°,8.

3 avril. Huit jours après l'opération. La plaie est recouverte de bourgeons charnus, la suppuration est bien établie. L'état général est excellent.

La ligature de la veine jugulaire interne d'un seul côté n'a donc été suivie d'aucune complication sérieuse et n'a nullement modifié la marche des phénomènes normaux pendant les huit premiers jours après l'opération.

Je revis *moi-même* le malade ces jours-ci, c'est-à-dire trois mois après l'opération, il est rentré à l'hôpital, pour un petit abcès qui a lieu au niveau de la cicatrice, qui est complète. On ne sent aucune dureté au niveau du point opéré ; seulement, à droite du menton, se voit une petite tumeur grosse comme une amande revêtue de son écorce. Le malade avait cette tumeur bien avant son opération et elle n'a fait aucun progrès depuis.

La ligature de la veine jugulaire interne a continué à ne donner naissance à aucune espèce d'accidents.

Tableau des tumeurs ganglionnaires du cou

AU POINT DE VUE DIAGNOSTIQUE, ÉTIOLOGIQUE ET THÉRAPEUTIQUE.

TUMEURS GANGLIONNAIRES DU COU.

- **Aiguës ou adénites proprement dites.**
  - Primitives.. *Adénite aiguë primitive.*
  - Consécutives.
    - A un état purement local.
      - Inflammation d'une partie voisine... { *Adénophlegmon simples.* / *Id. rétropharyngien.* }
    - A un état général ordinairement aidé d'une certaine altération locale.
      - à un chancre mou... *Bubon vénérien.*
      - Dans la fièvre typhoïde.......... *Bubon typique.*
      - Dans la scarlatine... *Bubon scarlatineux.*
      - Dans la variole.... *Bubon varioleux.*
      - Dans la rougeole... *Bubon rubéolique.*
      - etc.
    - A une altération chronique du ganglion lui-même .... *Adénite aiguë consécutive à l'état chronique.*

- **Chroniques.** (Presque toujours solides, au moins au début. Lymphomes.)
  - **Consécutives.**
    - Avec tendance à la suppuration et consécutives
      - à un état général ordinairement scrofuleux ou tout au moins lymphatique presque nécessairement aidée par quelqu'altération locale.
        - à un état général Scrofuleux... *Lymphome scrofuleux.*
        - à un état lymphatique.... *Lymphome des sujets lymphatiques*
        - à l'affection morveuse.... *Lymphome morveux.*
        - à l'affection typhoïde.... *Lymphome typhoïde.*
        - etc.
      - à un état général sans altération locale.
        - Syphilis. { *Gomme dans un ganglion.* }
        - Tubercule. { *Lymphome tuberculeux concomitant.* }
      - à un état local............ *Lymphome tuberculeux secondaire.*
    - Sans tendance à la suppuration et consécutives.
      - à un état local........... *Bubon syphilit. indolent.*
      - à un état général,
        - Avec altération du sang..... *Lymphadénome de la leucocythemie.*
        - Sans altération du sang..... *Lymphadénome de l'adénie.*
  - **Primitives.**
    - Avec tendance à l'ulcération.
      - à un état local......... *Lymphosarcome secondaire ou cancer de voisinage.*
    - Solide sans tendance à la suppuration ni à l'ulcération.................. { *Lymphosarcome primitif.* { Mou. / Dur. } / *Hypertrophie simple.* }
    - Solide. Peut être susceptible de ramollissement. { *Cancer primitif* }
    - Solide avec tendance au ramollissement et à la suppuration................ { *Tubercule primitif.* }

- **Liquides variétés rares.**
  - Probablement par dilatation d'une cellule ou d'un vaisseau.......... *Kyste ganglionnaire simple.*
  - Par dilatation d'un ensemble de vaisseaux lymphatiques......... *Tumeurs érectiles, lymphatiques ou adénolymphocèles.*

Je ferai remarquer dans ce tableau trois groupes
bien distincts : 1° celui des adénites aiguës ; 2° celui des
tumeurs chroniques consécutives ; 3° celui des tumeurs
chroniques primitives qui peut se subdiviser en deux
autres : les tumeurs liquides et les tumeurs solides.

Ces groupes sont pour nous fort importants : ils nous
permettront d'arriver plus facilement au diagnostic,
car n'ayant pas à faire l'histoire des tumeurs ganglionnaires en général, mais seulement celle de ces tumeurs
qui siégent au cou, je vais, négligeant l'étude appro-
fondie des symptômes que je puis supposer connus,
passer immédiatement au diagnostic des tumeurs ganglionnaires, d'avec les autres tumeurs de la région, puis
au diagnostic des tumeurs ganglionnaires entre elles
quand elles siégent au cou.

CHAPITRE III.

DIAGNOSTIC DES TUMEURS GANGLIONNAIRES DU COU ET DES TUMEURS DE LA RÉGION.

Diagnostic complet ou anatomique. — Diagnostic clinique. — Déterminer anatomiquement si une tumeur siége bien dans un ganglion. — Difficulté de diagnostic même post mortem. — Diagnostic clinique, sur quoi il s'appuie. — Diagnostic avec phlegmon, lipome, abcès par congestion.— Exemple de phlegmon simple et d'abcès ganglionnaire. — Diagnostic avec les anévrysmes. — Les tumeurs érectiles. — Kystes séreux. — Lipomes — Tumeurs fibro-plastiques, hernie du poumon. — Kystes hydatiques. — Tumeurs de la parotide, du corps thyroïde, de la glande sous-maxillaire.

Le diagnostic des tumeurs ganglionnaires du cou, soit entre elles, soit avec les autres tumeurs de la région, est extrêmement obscur et difficile dans un certain nombre de cas. Or, on peut considérer en pathologie deux espèces de diagnostic : le diagnostic complet ou anatomique qui s'entoure de tous les renseignements possibles, dont les derniers, les plus importants, se prennent sur la table de l'amphithéâtre et sous le champ du microscope ; et le diagnostic clinique qui ne peut se faire qu'au moyen des renseignements et des signes recueillis sur le vivant, avant toute intervention chirurgicale. Entre les deux, se place, dans le cas de tumeur, le diagnostic anatomique que l'on fait après l'opération sur le produit qu'on vient d'enlever.

Diagnostic anatomique entre les tumeurs ganglionnaires et les autres tumeurs. — Avant tout, possédons-nous des signes qui nous permettent, une tumeur du cou étant donnée, de déterminer si elle a son siége dans les ganglions ?

Au point de vue du diagnostic complété par l'anatomie pathologique, je puis répondre *oui*. C'est l'anatomie

pathologique qui permet de s'assurer qu'un phlegmon,
qu'une tumeur lymphatique, un kyste, un sarcome,
siége bien dans les ganglions. La caractéristique de la
présence d'une tumeur dans un ganglion est de rencontrer, dans la tumeur, les éléments du ganglion. Le plus
souvent, il faut bien le dire, les éléments du ganglion
sont modifiés et on ne peut les reconnaître; ainsi, il est
certainement impossible de reconnaître la tumeur dont
parle M. Bourdon (obs. XX) d'avec un squirrhe du
sein, sur la table de dissection. Mais alors on trouve les
vestiges des lymphatiques, des vaisseaux qui se ren-
daient au ganglion. Parfois la tumeur est méconnais-
suble encore, au point de vue histologique, mais une
fois enlevée, on ne trouve plus les ganglions lymphatiques dans une région où il y en a ordiuairement.

Ajoutons que les adénomes ont une physionomie particulière, qu'ils sont souvent lobulés, multiples, etc.;
si donc on enlève une tumeur manifestement adénoïde
et qu'on constate que les autres glandes de la région,
le corps thyroïde, les glandes salivaires, le thymus, sònt
intacts, on aura la certitude, malgré l'impossibilité de
découvrir les éléments lymphatiques, on aura la certitude, dis-je, que la tumeur siége dans un ganglion.

C'est pour n'avoir pas appuyé son observation sur
ces données rigoureuses que M. Lebert conteste à
M. A. Richard l'origine ganglionnaire du kyste qu'il
présente à l'Académie.

J'insiste sur ces notions vulgaires, pour ainsi dire,
car sans la possibilité de reconnaître, à l'amphithéâtre,
si une tumeur siége ou non dans les ganglions lymphatiques, nous serions toujours dans une obscurité
dont rien ne pourrait nous faire sortir.

Si cela est possible, dans la plupart des cas, cela n'est pas toujours facile, et on a été longtemps avant de savoir, par exemple, qu'un grand nombre d'abcès rétro-pharyngiens étaient des adénites post-pharyngiennes. Presque tous les phlegmons du cou, dit M. Desprez, dans son Traité du diagnostic des tumeurs (p. 246), sont des adénites suppurées. M. Gillette, dans sa thèse inaugurale sur les abcès rétropharyngiens, met en relief la même idée. Cependant, parmi les curieuses observations qu'il cite, il n'y en a qu'une qui porte explicitement la mention que l'abcès était dans un ganglion ; presque toutes les autres le font seulement pressentir d'après la forme et la position de la tumeur, surtout après la découverte qu'il fit de deux ganglions postpharyngiens. Je donne ici cette curieuse observation qui montre un abcès rétropharyngien débutant par un ganglion lymphatique.

OBSERVATION VII.

Affection ressemblant au croup, mais n'étant pas le croup, par M. Detmold, à Hanovre (Journ. de méd. prat. de Hufeland ou Biblioth. méd., 1822, t. LXXV, p. 238.

Un enfant bien portant, âgé de 11 semaines, ayant une nourrice saine, éprouve, vers le milieu de février 1820, une tuméfaction des glandes du cou qui se dissipe néanmoins par l'emploi des moyens convenables.

Une seule glande toutefois entrée en suppuration et ouverte, guérit, et l'enfant recouvre complétement la santé. Quinze jours après, M. Detmold est appelé auprès de cet enfant qui a une toux dont *le son est absolument croupal*. Il existe en même temps une difficulté de respirer, *difficulté qu'augmente la moindre pression sur le larynx*. Le pouls est fébrile et la température de la peau est élevée. La maladie est prise pour le croup et traitée en conséquence, sans qu'aucun moyen procure de soulagement ; la fièvre, il est vrai, diminue, la température de la peau s'abaisse au-dessous de la température normale ; l'urine s'excrète plus librement ; mais la toux croupale persiste ; la difficulté de respirer augmente d'une manière alarmante, et la déglutition devient tellement *pénible que l'enfant laisse couler hors de la bouche le lait qu'il suce.*

. On suppose qu'il y a une paralysie des muscles de la déglutition, et l'on administre le musc combiné au sel volatil de corne de cerf. La dyspnée, ainsi que la difficulté d'avaler augmentèrent à un point impossible à dépeindre, et après avoir souffert pendant douze heures, l'enfant succomba avec des symptômes effrayants de suffocation.

L'*ouverture du cadavre* est pratiquée le lendemain. Après avoir enlevé la peau et le muscle peaucier, on trouve du côté droit du cou, un foyer purulent, provenant d'une glande détruite par la suppuration. Ce foyer, situé au-dessous et à côté de l'os hyoïde, contenait une petite cuillerée à bouche de pus. On trouve derrière le pharynx un kyste purulent, contenant à peu près 3 cuillerées de pus. Ce kyste ou ce sac s'étendait jusqu'à la base du crâne, et descendait à une largeur de 8 pouces entre le pharynx et le corps des vertèbres. Ni le pharynx ni le larynx n'étaient altérés par la suppuration. On ne trouva aucune communication entre les foyers purulents et la glande extérieure qui avait suppuré et qui avait été ouverte. Il n'en existait pas davantage entre les deux foyers purulents, les vertèbres étaient saines.

On pourra donc toujours, à l'autopsie, déterminer si la tumeur appartient ou non aux ganglions lymphatiques, à la condition toutefois d'avoir le soin de faire exactement cette recherche, car nous avons trouvé bon nombre d'observations de tumeurs du cou, dans lesquelles les auteurs nous disent simplement que la tumeur siége dans les ganglions, sans nous dire les recherches qu'ils ont faites pour s'en assurer.

Diagnostic clinique. — Il n'est pas toujours possible de déterminer cliniquement à l'inspection simple d'une tumeur, si elle siége ou ne siége pas dans les gan-

glions du cou. Les signes bien précis qui ont été donnés à cet égard sont les suivants :

1° La tumeur a son point de départ dans une région
du cou où il y a des ganglions.

2° Cette tumeur est multiple, en forme de chapelet,
au moins à ses débuts (Deprez, p. 249).

3° Les tumeurs sont mobiles sur les parties sous-jacentes, au moins au début, elles sont assez nettement
circonscrites.

4° Les organes environnants et en particulier les organes glandulaires sont sains.

5° De toutes les tumeurs du cou, les tumeurs ganglionnaires sont les plus fréquentes.

Hors de là, il faut appuyer nos probabilités sur la
marche connue des affections ganglionnaires, sur leurs
caractères spéciaux, etc.

Les tumeurs du cou ne constituent pas un groupe
homogène, aussi avons-nous été obligé de les diviser
en plusieurs catégories que nous allons chercher à
distinguer des autres tumeurs de la région.

Les maladies que l'on peut confondre avec les adénites aiguës sont : le phlegmon du tissu cellulaire, les
abcès provenant d'ostéite, l'inflammation d'une glande
sébacée, d'un lipome. Le phlegmon du tissu cellulaire
est souvent confondu avec l'adénite, mais il est plus
étalé, a une tendance manifeste à fuser au loin. Les
abcès qui viennent à la suite d'une altération osseuse
sont précédés de douleurs dans les os, ils sont profonds ; une fois ouverts, on sent l'os dénudé, etc. Notons
cependant que l'ostéite et les inflammations peuvent
parfaitement donner naissance consécutivement à un
abcès ganglionnaire. C'est un point où les deux maladies

se rencontrent, mais dans ce cas, en clinique, c'est la maladie non ganglionnaire qui domine toute la scène, on peut rejeter l'adénite au second plan.

Les glandes sébacées siégent dans l'épaisseur même de la peau, tandis que les ganglions sont au-dessous du derme et jouissent sur lui d'une grande mobilité. L'inflammation d'un lipome est rare, mais elle sera précédée par l'apparition du lipome dont on aura pu distinguer le caractère.

Le phlegmon du tissu cellulaire a été longtemps confondu avec les adénites ; ce phlegmon existe évidemment, mais avant la découverte des ganglions post-pharyngiens, on a pris bien des abcès rétropharyngiens pour des phlegmons, alors qu'ils n'étaient que de simples adénites.

Voici deux observations tirées de la thèse de M. Castelain ; la première me semblerait se rapporter à un phlegmon simple, la seconde à une inflammation dans des ganglions développés préalablement.

Observation VIII.

(*Recueillie par M. Frémy, interne des hôpitaux*).

La femme Augustine B..., papetière, est couchée au numéro 13 de la salle Ste-Marthe, dans le service de M. Cusco, à Lariboisière. 37 ans, un enfant il y a douze ans, bonne constitution.

26 décembre 1868. Malaise général sans symptômes locaux. Le lendemain, même malaise, avec état local : gonflement du cou à droite, rougeur accompagnée de douleurs lancinantes.

Le 28. Augmentation du volume de la tumeur, mouvements du cou très-douloureux et très-peu étendus, violentes douleurs de tête, impossibilité de la déglutition ; fièvre, insomnie.

Le 30. La malade entre à l'hôpital. Voici l'aspect de la région : tuméfaction considérable du cou à droite, rougeur vive des téguments, pas de fluctuation.

31 décembre 68 et 1er janvier 69. Exacerbation des phénomènes

inflammatoires, douleurs très-vives, pas de fluctuation; fièvre très-forte. — Pommade mercurielle, lavement purgatif.

Le 2. Fluctuation profonde, assez difficile à sentir sous le sterno-mastoïdien. Ouverture de cet abcès à 4 centimètres à peu près au-dessous de l'oreille, sur le bord postérieur du sterno-mastoïdien. Incision profonde, écoulement d'un pus épais, jaune, bien lié. — Tube à drainage, cataplasmes.

Le 3 et 4. Douleurs moins vives, mais état général grave : fièvre, délire pendant la nuit. Écoulement très-abondant de pus d'une odeur infecte, mouvements de déglutition impossibles. La malade se plaint de rendre des crachats en grande abondance et d'une odeur infecte. Un système de compresses graduées est disposé au-dessous de la plaie, pour empêcher le pus de fuser du côté de la poitrine. Malgré cela, la tuméfaction s'étend, une fluctuation très-évidente est perçue à l'attache inférieure du sterno-mastoïdien droit, au niveau de la fourchette sternale.

Le 5. Ouverture du foyer purulent. Les jours suivants les signes locaux diminuent d'intensité, mais les symptômes généraux n'offrent pas de rémission ; la langue est toujours sèche, le malaise continue, il y a de la fièvre et du délire.

Le 10. Un érysipèle envahit d'abord la partie droite du cou et de la face, puis passe du côté gauche. Ouverture d'un petit abcès à la partie supérieure de la paupière droite. État général grave pendant huit jours.

Le 18. Amélioration : l'érysipèle qui est limité au cou et à la face, entre en résolution, plus de crachats, déglutition moins pénible, tête dans la position normale, cicatrisation des plaies, plus de fièvre.

Le 25. La malade sort guérie.

OBSERVATION IX.

La nommée Marie B..., femme de chambre, entre le 15 février 1869, dans le service de M. Cusco à Lariboisière.

Constitution faible, tempérament lymphatique, glandes nombreuses dans l'enfance, taches de rousseur, récemment une bronchite assez intense, peut-être commencement de tuberculisation.

Cette femme raconte que, depuis deux jours elle était un peu souffrante, et qu'étant allée, malgré cette légère indisposition, au bal le mardi gras, elle ne tarda pas à remarquer que sa robe lui serrait le cou et qu'il s'y était formé une tumeur de la grosseur d'une noix. Le lendemain elle fit demander un médecin qui lui prescrivit un purgatif et lui conseilla d'entrer à l'hôpital.

Le 15. Voici l'état que présente la malade à son entrée. Elle porte à la partie postérieure du cou, à peu près à la partie moyenne du muscle sterno-mastoïdien, une grosseur allongée dans la direction de ce muscle ; la coloration de la peau est presque normale, les douleurs que ressent la malade s'irradient vers les parties voisines. La malade porte la tête inclinée du côté droit, la face est tournée du côté opposé, l'épaule droite est légèrement élevée. Quand on veut faire regarder la malade d'un côté, elle ne tourne pas le cou, mais dirige tout son corps de ce côté. L'abaissement de la mâchoire est pénible, les mouvements de déglutition sont douloureux. Le pouls est plein, il est à 110 ; l'insomnie est presque complète. — Bouillons.

Le 18. Même état, seulement les douleurs sont devenues lancinantes et la peau est un peu plus foncée.

Le 25. La fluctuation qu'on n'avait pas encore sentie devient manifeste.

Le 27. M. Cusco devant quitter le service le lendemain, fait une incision de plusieurs centimètres à la partie postérieure du muscle sterno-mastoïdien. Il s'écoule du sang mélangé d'une petite quantité de pus. — Drain, compresses trempées dans l'eau de sureau.

Le 28. La malade souffre encore beaucoup ; la fièvre persiste.

1er mars. La suppuration s'établit. — Cataplasmes.

Le 3. M. Duplay qui remplace M. Cusco, remarque l'existence d'une tumeur fluctuante à la partie antérieure du sterno-mastoïdien, 3 centimètres au-dessous de l'incision primitive. M. Duplay introduit un stylet par cette incision, passe sous le sterno-mastoïdien et fait sur ce stylet, au niveau du bord antérieur de ce muscle, une incision qui s'étend jusqu'à 4 centimètres au dessus de la clavicule. Le pus s'écoule en assez grande quantité. — Drain.

Le 4. La malade éprouve un soulagement marqué ; elle repose mieux. — Une portion de poulet.

Le 8. La suppuration est très-abondante, la déglutition est beaucoup plus facile ; la fièvre a beaucoup diminué.

Le 11. La malade se plaint de ressentir des douleurs en arrière et au-dessous du siége primitif de l'abcès ; cette partie devient manifestement rouge, et l'on aperçoit de la fluctuation sur le bord postérieur du muscle sterno-mastoïdien. La tête est toujours un peu inclinée du côté malade.

Le 15. On fait une petite incision à 2 centimètres au-dessous de la première, c'est-à-dire sur le bord postérieur du sterno-mastoïdien.

Le 16. La fièvre a disparu. — Deux portions.

Le 19. Voici l'aspect que présentent les trois incisions : les deux incisions postérieures sont fermées, l'incision antérieure laisse encore écouler un peu de sérosité. La tête est droite.

Le 26. La malade sort complétement guérie.

Je ne m'appesantirai pas davantage sur le diagnostic des adénites aiguës et des phlegmons, car au point de vue du traitement les deux affections se ressemblent. Cependant cette notion que les phlegmons du cou et en particulier les abcès rétropharyngiens sont ganglionnaires, doit nous mettre en garde dès qu'une inflammation apparaît dans le voisinage, afin d'éviter, autant qu'il est en nous, le retentissement vers les ganglions.

Les tumeurs non phlegmoneuses qu'on rencontre au cou, et qui peuvent donner le change avec les tumeurs ganglionnaires, sont : les anévrysmes, les tumeurs érectiles, les kystes séreux les kystes sébacés, les kystes sanguins, les lipomes, les chondromes les cancers fibroplastiques, les corps étrangers de l'œsophage et les tumeurs consécutives à son rétrécissement, la hernie du poumon, les tumeurs hydatides, les tumeurs de la parotide ou de la glande sous-maxillaire, les goîtres ou tumeurs du corps thyroïde, les tumeurs des os, os maxillaire et clavicule.

Les tumeurs du cou peuvent être soulevées par les artères et être le siége de battements. On peut donc les confondre avec un anévrysme de la région, mais on les distinguera dans la plupart des cas en se rappelant que les anévrysmes, au moins pendant une partie de leur évolution, sont le siége de mouvements d'expansion et d'un bruit de souffle caractéristique entendu souvent par le malade lui-même.

Les tumeurs érectiles siégent ordinairement dans la peau ; leur couleur et leur apparence les feront facilement reconnaître. Les tumeurs dites adénolymphocèles d'Anger, etc. pourront seules êtres confondues. La tumeur de Delens (obs. XXIX) montre comment on pourra résoudre la question.

Les kystes séreux sont ordinairement congénitaux, et ceux qui siégent dans le corps thyroïde seront faciles à distinguer; à cause des mouvements d'expansion de ces organes.

Les kystes sébacés proéminent sous la peau, à laquelle ils adhèrent fortement.

Les lipomes ont une mollesse et une consistance caractéristiques, quand les tumeurs ganglionnaires sont molles elles sont ordinairement franchement fluctuantes.

Les chondromes naissent sur les os, la clavicule ou les vertèbres auxquelles elles adhèrent.

Les cancers fibroplastiques envahissent parfois les ganglions eux-mêmes.

Les corps étrangers, les tumeurs de l'œsophage, présentent des symptômes particuliers du côté de l'œsophage, qui précèdent en général l'apparition de la tumeur qui est relativement petite. Les tumeurs ganglionnaires ne gênent la déglutition que quand elles sont devenues volumineuses.

La hernie du poumon peut se montrer dans la région sus-claviculaire, mais elle est réductible d'elle-même pendant l'inspiration, et à la main pendant l'expiration. Elle est crépitante sous le doigt et parfois sonore à la percussion et à l'auscultation on entend l'arrivée de l'air.

Les kystes hydatiques sont assez fréquents au cou, ils donnent les signes de l'abcès froid ; le frémissement est rare.

Après la ponction et l'examen du liquide par les procédés chimiques et microscopiques, le doute sera éclairci.

Les tumeurs de la parotide sont très-difficiles parfois à distinguer des tumeurs ganglionnaires, car ces tumeurs coïncident souvent, et la parotide contient même des ganglions lymphatiques dans son épaisseur. Je pense que le plus ou moins d'écoulement de la salive par le canal de Sténon pourra donner quelques renseignements utiles sur la participation de la parotide à la formation d'une tumeur dans la région qu'elle occupe.

Les tumeurs du corps thyroïde sont caractéristiques, au moins au début, parce qu'elles suivent le larynx dans les mouvements de déglutition.

Les tumeurs de la glande sous-maxillaire donnent souvent le change. Le plus souvent on a pris pour une tumeur de la glande sous-maxillaire une tumeur des ganglions. Lebert, dans son anotomie pathologique, en rapporte de nombreux exemples. Velpeau rapporte que Bougon dans ses cliniques citait une opération dans laquelle, croyant extirper la glande sous-maxillaire, il n'avait enlevé qu'un ganglion.

Colles, dans *Surgical anatomie* 1811, p. 137, et Burns dans *Surgical anatomie of the hean and neck* ; p. 62, citent des exemples de la même méprise, il arrive moins fréquemment qu'on prenne une tumeur de la glande sous-maxillaire pour une tumeur ganglionnaire, mais cela aurait parfaitement pu arriver dans le cas suivant : M. Verneuil et M. E. Bourdon ne se prononcent qu'après l'autopsie; avant l'opération, ils se tiennent sur la réserve.

OBSERVATION X.

Tumeur adénoïde de la glande ou de la région sous-maxillaire. Kyste héma-
tique. Ulcération de l'artère carotide externe. Mort par hémorrhagie. Calcul de la glande sous-maxillaire.

Présentation faite à la Société anatomique le 6 octobre 1871, par E. Bourdon
interne des hôpitaux.

Martin (François), âgé de 45 ans, entre à l'hôpital de la Clinique, le 11 septembre 1871.

Cet homme fort, vigoureux, a toujours joui d'une excellente
santé, jusqu'au mois de mai dernier. A cette époque, il s'est inquiété
d'une grosseur qui s'était développée lentement et depuis peu,
sous l'angle de la mâchoire du côté gauche. Cette tumeur ayant
grossi et produisant depuis deux mois quelques douleurs, le malade
entre à la Clinique le 11 septembre. L'état général du malade est
assez bon, il n'a pas maigri ; il avale sans difficulté, et n'éprouve
aucune gêne de la respiration.

Il porte au-dessous de l'angle de la mâchoire, à gauche, une
tumeur du volume du poing, limitée en haut par le maxillaire et
l'extrémité inférieure de la parotide, s'étendant presque jusqu'au
larynx en dedans, jusqu'à la partie moyenne du cou en bas ; en
dehors, ses limites ne sont pas nettes, et la tumeur est recouverte
par les fibres du sterno-mastoïdien. Cette tumeur est indolente à la
pression et immobile pendant les mouvements de déglutition ; la
peau n'a pas subi de changement de coloration et n'est pas adhérente. La tumeur est donc irrégulière, un peu bosselée, et présente au centre un point plus saillant et plus fluctuant ; elle s'est
développée d'une façon lente et graduelle, sans poussée et sans
que le malade puisse soupçonner la cause qui a présidé à son
apparition toute spontanée.

Le 15 septembre, ponction avec l'aspirateur de M. Dieulafoy.
Issue de 100 grammes d'un liquide rougeâtre, analogue à celui des
hématocèles de la tunique vaginale.

Le 20, application de pâte de Vienne au centre de la tumeur par
une surface large comme une pièce de 5 francs en argent.

Le lendemain, on enlève la pâte ; on fend l'écorce, et on applique
des rondelles de pâte de Canquoin.

Le 23. En fendant l'eschare, on pénètre avec le bistouri dans la
cavité d'où s'échappe une assez grande quantité de liquide sem-

blable à celui qu'on avait retiré par la ponction. Cette ouverture permet d'introduire le petit doigt dans la poche dont on sent les parois épaisses, dures et revêtues de détritus fibrineux. On place de la charpie dans la cavité, et on applique de nouveau de la pâte de Canquoin sur le reste de la surface escharifiée. On procède de même les jours suivants, sans arriver à pénétrer ainsi dans la cavité qu'on bourre de charpie avant chaque application de caustique.

Le 28. Frisson et hémorrhagie assez abondante dans le fond de la poche. On l'arrête par un tamponnement fait avec de la charpie imbibée de perchlorure de fer étendu d'eau. A partir de ce jour, les traits du malade s'altèrent ; il souffre beaucoup des applications de caustique et ne peut manger.

Le 30. Nouveau frisson.

Le 2 octobre. Pendant la nuit, hémorrhagie très-abondante, jet de sang gros comme la moitié du petit doigt. L'interne de garde hésite à faire la ligature de la carotide primitive et arrête le sang par la compression exercée au fond de la poche. Le malade succombe.

Autopsie. Tous les organes sont sains.

Examen de la tumeur. La cavité qui contenait le liquide pourrait contenir un œuf de poule ; l'orifice qui y conduit est situé au niveau de sa portion interne ; en dehors, se trouvent les tissus sur lesquels on appliquait le caustique. Ils sont épais de 1/2 centimètre, noirâtres ; on peut distinguer des fibrilles appartenant au muscle sterno-mastoïdien. La cavité répond en haut et en dedans à la glande sous-maxillaire, saine et reposant sur un tissu blanc et lardacé, en haut et en dehors à la glande parotide, isolable de la tumeur ; directement en haut se trouve du tissu fibreux, au-dessus duquel sont les muscles digastriques du stylo-hyoïdien. Immédiatement au-dessous de l'orifice se voient des grains glanduleux qui le limitent en haut et adhèrent à la face antérieure de la carotide primitive et de la veine jugulaire interne. Ces grains glanduleux, gros comme des pois, comme des haricots, et unis intimement les uns aux autres par un stroma fibreux, se continuent avec des masses analogues qui forment le fond de la cavité en dehors des vaisseaux. Les unes sont dures, résistantes, et leur coupe offre une surface grisâtre et granuleuse, les autres se composent d'une coque fibreuse contenant une matière puriforme et plus ou moins liquide ; en les pressant on exprime ce liquide puriforme, et il reste une trame spongieuse. L'un de ces grains, gros comme une noisette, et solide, adhère intimement à la paroi de la jugulai e en dehors de laquelle il est situé. Un autre, ramolli au centre, adhère à la carotide primitive et semble développé sous sa tunique externe ; mais par la dissection, on peut l'en séparer. La cavité de la tumeur, mise à découvert, est irrégulière et formée par des masses, les unes solides, les autres suppurées ; en dedans on voit la carotide primitive sur une longueur de 3 centimètres, puis son point de bifurcation et 4 centimètres des artères carotides interne et externe. Ces vaisseaux, qui occupent le fond de la poche, sont recouverts, comme, du reste, les parois de toute la cavité, de fibrine rougeâtre ou grisâtre par place ; leurs tuniques ne sont pas altérées. On distingue toutes les branches de la carotide externe qui naissent dans cette région ; elles sont perméables et sortent de la tumeur suivant leur direction normale ; la carotide externe présente à 2 centimètres de son origine une perforation irrégulière, à bords minces, large comme une grosse tête d'épingle. A ce niveau, la paroi du vaisseau est amincie, et au-dessus se trouve un dépôt fibrineux très-mince, qui est facilement détaché de la tunique interne. Au-dessous de la tumeur, la *veine jugulaire interne* est accolée à la carotide primitive et lui adhère par un tissu fibreux très-résistant. Ses parois sont notablement épaissies, sa cavité est complétement oblitérée par un caillot blanc, d'apparence fibreuse, décomposable en fibres longitudinales, très-dur et très-adhérent à la membrane interne, qui devient rugueuse après l'arrachement du caillot ; celui-ci s'étend jusqu'à 1 centimètre au-dessous de la terminaison de la jugulaire et se termine par un prolongement effilé qui semble faire partie du vaisseau, tant il adhère à sa membrane interne. Au niveau du point où la carotide pénètre dans la poche pour constituer une partie de sa paroi postérieure, la veine jugulaire s'élargit, s'évase en entonnoir, et ses tuniques disparaissent complétement, semblant confondues avec celles de la cavité ; l'extrémité supérieure du caillot s'étale et se trouve recouverte dans ce point par les détritus fibrineux qui s'étendent sur la carotide. On peut donc dire qu'au niveau de la tumeur la veine a complétement disparu, et je ne crois pas que le sang ait pu refluer dans la cavité pour produire l'hémorrhagie, tant le caillot est adhérent.

Examen microscopique. Examiné au microscope par M. Legros, ce caillot présente un commencement évident d'organisation ; on y trouve du tissu conjonctif en voie de formation, des corps fusiformes, mais pas de vaisseaux. Les parois de la carotide ne pré-

Bergeron. 4

sentent rien à noter, nulle part elles ne sont épaissies ; au bord de
la perforation elles s'amincissent.

Les masses plus ou moins ramollies qui constituent la tumeur
et les parois du kyste sont examinées avec le plus grand soin et
en plusieurs endroits. M. Legros les trouve formées partout par des
culs-de-sac glandulaires, plus volumineux que ceux de la glande
sous-maxillaire, séparés en certains points par du tissu fibreux.

En incisant la glande sous-maxillaire, je trouve dans un des
lobules, au centre du tissu qui est parfaitement normal, un *calcul*
gros comme un pois, irrégulier, jaune, d'une dureté pierreuse ; sa
couleur et sa consistance sont masquées partout par une couche
épaisse de 2 millimètres environ de tissu blanc, criant sous le
scalpel, et exactement analogue comme aspect aux lamelles cartilagineuses qui recouvrent les surfaces articulaires. Ce tissu examiné
est formé de tissu fibreux très-dense ; le calcul est grenu et contient par places de petites concrétions qui se détachent facilement
et peuvent être placées sous le microscope. Elles font effervescence
avec l'acide chlorhydrique, mais ne se dissolvent pas en totalité.

Nulle part sur les tissus qui forment les parois du kyste on ne
constate de vaisseaux de nouvelle formation ; je crois donc que la
coloration du liquide relevé par la ponction doit tenir à de petites
hémorrhagies qui se seront produites soit par la veine jugulaire
ulcérée et non encore complétement oblitérée par un caillot, ou
par la perforation extrêmement petite survenue sur la carotide
externe. Je ne vois donc dans les hémorrhagies qui ont causé la
mort que le résultat de l'agrandissement de l'ulcération du vaisseau
artériel ; sa jugulaire semblait oblitérée depuis longtemps, à en
juger par la structure du caillot. Je ne crois pas que les applications de caustique aient produit la destruction complète de la veine
jugulaire et la perforation de la carotide externe ; d'une part elles
n'ont pas été répétées assez souvent pour que le caillot de la veine
ait eu le temps de s'organiser, de l'autre, avant l'ouverture du kyste,
les tissus escharifiés étaient séparés des vaisseaux par une couche
notable de liquide, et après l'ouverture on a eu soin de bourrer
la poche de charpie et d'appliquer bien en dehors du point où se
trouvaient les vaisseaux des rondelles placées à plat de pâte de
Canquoin, rondelles qui ne se liquéfiaient pas et n'avaient pas
même détruit au moment de la mort les tissus dont elles devaient
produire la mortification. Enfin, comment s'expliquerait-on la
nature du liquide sans une ulcération spontanée, puisqu'il n'y
avait pas dans les parois du kyste de vaisseaux de nouvelle for-

mation, susceptibles de se rompre ou de s'ulcérer? Quant à la tumeur elle-même, quelques-uns des lobules qui la composaient semblaient se continuer avec les lobules nouveaux de la glande sous-maxillaire, et en tout cas en étaient très-voisins ; leur structure était nettement glandulaire ; nous n'avons pas pu trouver dans la tumeur de ganglions lymphatiques.

L'erreur eût été ici d'autant plus difficile à commettre que les kystes du cou peuvent avoir pour point de départ les ganglions eux-mêmes, comme M. Richard l'a signalé le 19 février 1851 à la Société de chirurgie. La fluctuation n'était donc pas une raison pour rejeter l'existence d'une tumeur ganglionnaire.

Remarquons encore que, dans cette observation, ce n'est pas la glande sous-maxillaire qui est prise, puisqu'on la retrouve entière avec un calcul dans son intérieur, mais les glandules salivaires qui l'avoisinent, glandules qui ont été fort bien décrits pour la première fois par M. Tillaux.

On connaissait si peu les tumeurs de la glande sous-maxillaire que M. Sarazin, dans le Nouveau dictionnaire de médecine, article *Cou*, s'exprime ainsi :

La seule observation authentique que nous ayons de l'extirpation de cette glande vient de Blandin ; toutes les autres semblent se rapporter à des ganglions lymphatiques plutôt qu'à des glandes. Depuis, M. Talazac, dans sa thèse inaugurale (Paris, 1869), cite cinq ou six observations authentiques d'extirpation de la glande sous-maxillaire. Nous devons donc reconnaître qu'il est parfois impossible, en clinique, de diagnostiquer le siége exact d'une tumeur sous-maxillaire, mais on aura moins de chance de se tromper en la plaçant dans les ganglions. Toutefois, si la tumeur était kystique, comme celle que nous venons de citer, on fera sagement de rester dans le doute, comme l'a fait M. Verneuil.

En effet, les kystes des ganglions sont très-rares, et nous n'avons trouvé que l'observation de M. A. Richard, dont parle Lebert; encore, dans son rapport sur ce sujet, ce dernier ajoute qu'il ne partage pas les convictions profondes de l'auteur sur l'existence de ce kyste; cependant (Anat. patholog., p. 237), Lebert dit qu'il a constaté des kystes ganglionnaires du cou dans l'hypertrophie simple et dans l'infiltration épidermique de ces organes. Il y a là, dit-il, exagération des diverticules lymphatiques qui, à l'état normal, ne sont que fort incomplétement ébauchés.

CHAPITRE IV.

DIAGNOSTIC DES TUMEURS GANGLIONNAIRES ENTRE ELLES.

Diagnostic des adénites aiguës. — C'est un diagnostic de siége. — Examen approfondi des organes. — Elimination des cas simples. Scrofule avérée. —Adénopathie syphilitique, gomme syphilitique.—Lymphome morveux.— Lymphome typhoïde.—Tubercule secondaire.—Cancer secondaire. — Cas difficiles. Scrofule peu prononcée.— Expérience de l'irritation locale.— Tubercule primitif des ganglions. — Grande difficulté de diagnostic avec la scrofule.— Cancer généralisé ayant débuté par un autre organe.— Tumeurs leucémiques. — Tumeurs adéniques.—Tumeur hypertrophique simple. — Lymphosarcome primitif. — Parenté entre l'hypertrophie simple et le lymphosarcome.— Parenté entre l'adénie et la leucocythémie. — Parenté entre les tumeurs généralisées et les tumeurs localisées.— Lymphadénie et lymphadénomes. — Utilité de conserver les variétés au point de vue clinique.

Nous venons de distinguer les tumeurs ganglionnaires du cou de celles qui leur ressemblent; cherchons à séparer, les unes des autres, les tumeurs des ganglions.

Tout le groupe des adénites aiguës, caractérisé par la tuméfaction, la rougeur, la chaleur, la douleur, la tendance à la suppuration franche peut être mis à part; sa forme même ne le fera pas confondre avec les autres tumeurs chroniques.

Tout l'intérêt de la question, pour l'engorgement aigu des ganglions, est, ici, de déterminer la cause qui l'a produit, et le siége du ganglion enflammé. Il faudra donc examiner, avec un soin minutieux et un à un, tous les organes voisins du cou (bouche, pharynx, œsophage et trachée), afin de voir quel peut être le point de départ de la maladie.

Les antécédents et l'état général du sujet seront scrutés minutieusement, afin de voir si l'abcès n'est pas sous la dépendance d'une affection aiguë ou d'une affection générale, qui aurait précédé ou qui accompagnerait le gonflement ganglionnaire. Je n'insisterai pas davantage. Je rappellerai seulement qu'il faut parfois, sur la simple vue d'une angine, soupçonner qu'on peut avoir derrière un abcès ganglionnaire capable d'occasionner les accidents les plus graves ; je rappellerai, à ce propos, l'observation dans laquelle un abcès rétropharyngien fut pris momentanément pour le croup. (Obs. VII.)

Le siége sera facile à déterminer, dans les cas d'affection des ganglions superficiels : mais cela sera plus difficile, quand l'inflammation siégera profondément. C'est alors qu'à la moindre gêne dans la déglutition et la phonation, il faudra examiner la gorge, en plaçant le malade dans un endroit bien éclairé, afin de s'assurer de la présence de la tumeur, chercher à sentir la fluctuation, soit à l'aide d'un seul doigt, d'après le procédé des auteurs du Compendium, soit employer le procédé que M. Gillette (p. 56) indique, dans sa thèse : « Dans un cas difficile, je fis, dit-il, asseoir le malade et je me plaçai derrière lui. Je lui appuyai sur ma poitrine la partie postérieure de la tête, que je le forçai à relever légèrement ; l'engageant alors à ne pas rapprocher les mâchoires (on pourrait les maintenir écartées artificiellement), j'enfonçai profondément en arrière mes deux indicateurs recourbés en crochets, et, maintenant solidement la tête contre moi à l'aide de mes deux avant-bras, je sentis au fond de la gorge, aussi nettement que possible, la fluctuation que nous avions constatée obscurément en avant. J'ai répété cette expérience à deux reprises différentes, et l'ai fait pratiquer à un de mes élèves qui s'en est parfaitement rendu compte. »

Enfin, il faut se souvenir, au point de vue du siége, que les tumeurs ganglionnaires profondes gênent ordinairement la déglutition au début et qu'elles sont ensuite plus facilement tolérées, tandis que les tumeurs superficielles n'amènent des accidents que dans leur seconde période, alors qu'elles ont pris déjà un notable développement (Vidal, de Cassis).

Je ne m'appesantirai pas davantage sur le diagnostic des adénites aiguës ; un examen approfondi des organes environnants, des antécédents, de l'état général, mettront rapidement et facilement sur la trace de la cause qui a amené la maladie.

J'ai hâte d'aborder la partie la plus importante de la question ; je veux dire le diagnostic des lymphomes.

J'éliminerai d'abord les cas simples et faciles, pour m'attacher plus longuement aux observations compliquées et douteuses.

D'abord je ne parlerai plus des tumeurs érectiles lymphatiques et des kystes dont nous nous sommes suffisamment entretenu dans le chapitre précédent ; ces tumeurs ne peuvent nullement être confondues avec celles qui vont nous occuper.

J'examinerai ensuite les tumeurs ganglionnaires faciles à déterminer, comme celles qui dépendent de la disposition scrofuleuse type, de l'adénopathie syphilitique, de l'affection morveuse et typhoïde, du tubercule secondaire, du cancer secondaire : tous cas dans lesquels l'erreur sera difficile à commettre.

En effet, nous n'aurons aucun doute sur l'existence d'une tumeur scrofuleuse, lorsqu'un individu sera ressemblant au portrait que fait Bordeu de cette affection quand il dit ;

« On regarde comme écrouelleux ceux qui sont sujets à des fluxions aux yeux, à des maux aux oreilles, qui ont la lèvre supérieure gonflée, le nez morveux, rouge et douloureux ; les yeux élargis, *les glandes du cou élargies et toutes les autres tuméfiées*, le ventre bouffi, les extrémités maigres, etc. » Seulement, je ferai une remarque, c'est qu'on ne décrit pas de tumeurs ganglionnaires scrofuleuses sans qu'à la cause générale se joigne une cause locale d'irritation. On ne cite pas d'exemples d'enfants qui naissent avec des ganglions lymphathiques engorgés, et M. Boucher, dans sa thèse (Paris, 1859), ne fait pas le diagnostic des kystes congénitaux du cou avec les ganglions engorgés, parce qu'il est très-rare que les ganglions soient engorgés à cette époque de la vie.

Ainsi, l'existence d'une affection scrofuleuse concomitante, l'âge du sujet, la marche de la tumeur, pourront presque toujours permettre de diagnostiquer nettement une tumeur scrofuleuse d'avec les autres tumeurs lymphatiques, quand le tempérament scrofuleux sera bien dessiné.

Mais si la constitution scrofuleuse est nettement déterminée chez certains individus, elle est à l'état latent chez d'autres. On peut ranger les hommes en une longue série dont une des extrémités sera occupée par les individus nettement scrofuleux, et l'autre extrémité par ceux qui ne le sont pas ; dans l'intervalle se placeront tous les intermédiaires.

Un certain nombre de militaires, chez lesquels M. H. Larrey a observé des adénites, occupaient ces intermédiaires et sous l'influence du froid produit par les ouvertures de la guérite, à la suite des irritations de la peau par un col trop dur, se sont développées chez eux des [adénites qu'on peut rattacher en partie à la scrofule, en partie à l'hypertrophie ganglionnaire simple, en partie aux lymphadénomes, et cet auteur pressentait déjà, comme l'a fait bien voir le chapitre du traitement, les difficultés avec lesquelles nous sommes aux prises aujourd'hui, mais je reviendrai tout à l'heure sur ces cas difficiles; je n'ai voulu, en ce moment, m'occuper que des cas simples, pour n'y plus revenir.

Le diagnostic de l'adénopathie syphilitique n'est généralement pas difficile. On trouvera d'abord le chancre ou les plaques muqueuses qui ont provoqué la maladie. L'interrogation du malade complétera le diagnostic. Rappelons-nous qu'il ne faudra pas craindre de presser le malade de questions, surtout si c'est une femme, car certains individus peuvent vouloir cacher la vérité et ne pas avouer leurs antécédents syphilitiques. Les tumeurs de l'adénopathie cervicale sont de plus dures, indolentes, multiples, toujours d'un petit volume, et elle disparaissent par un traitement approprié.

Les gommes syphilitiques sont plus molles; elles ne peuvent guère se confondre qu'avec les abcès froids et avec les adénites scrofuleuses suppurées. Ici encore il suffit d'avoir le fait bien présent à l'esprit pour éviter l'erreur.

Les tumeurs ganglionnaires de la morve sont toujours consécutives à quelque lésion de la peau ou des muqueuses; la nature de la maladie peut, à la rigueur, échapper; mais la liaison qui existe entre les altérations locales et les tumeurs ne pourra pas passer inaperçue.

L'existence d'une fièvre typhoïde qui a précédé l'apparition des tumeurs mettra sur la voie de cette altération particulière des ganglions qui a une tendance marquée à la guérison. Ces tumeurs sont ordinairement secondaires aux lésions de la fièvre typhoïde; elles sont, par conséquent, assez rares au cou. Ces lymphomes ont été décrits par Virchow (*Traité des tumeurs*, tome III).

Si un sujet est atteint de tuberculisation du larynx ou de la trachée, les ganglions du cou peuvent se prendre consécutivement, soit que, dans ce cas, l'ulcération détermine la tumeur ganglionnaire, soit que de véritables tubercules se développent par propagation dans le ganglion lui-même.

Rapprochons de ces cas de tuberculisation secondaire les cas de cancer secondaire, l'envahissement des ganglions à la suite d'un cancer de l'œsophage, et que Verneuil ne voulut point opérer.

Abordons maintenant les cas difficiles dans lesquels je comprends, avec la plupart des auteurs modernes :

1° Les tumeurs de nature scrofuleuse chez des sujets chez lesquels la manifestation de l'état général n'est pas bien marquée;

2° Le tubercule primitif des ganglions;

3° Le lymphosarcome généralisé;

4° Les tumeurs ganglionnaires de la leucocythémie;

5° Les tumeurs ganglionnaires de l'adénie;

6° Le lymphosarcome primitif;

7° Le cancer primitif des ganglions.

8° L'hypertrophie ganglionnaire simple.

1° Les observations (VI et XI) présentent, à mon avis, des exemples de tumeurs chez des scrofuleux; l'âge du sujet, chez l'un la présence d'une petite tumeur qui a persisté du côté opposé, qui est indolente, me fait bien pencher vers cette idée pour le jeune garçon ; quant à la femme, elle est lymphatique, puis le séjour au bord de la mer améliore sa position. La nature du traitement ne montre-t-ellepas qu'on a eu sous les yeux une tumeur développée chez un scrofuleux ou tout au moins chez un sujet qui avait une certaine tendance à cette affection ? En général, l'âge du sujet, la faiblesse de sa constitution, la présence d'irritations locales déterminées, comme le frottement du cou chez les militaires, l'influence répétée du froid mettront sur la voie d'un diagnostic précis. Enfin, dans le doute, j'implorerais le traitement antiscrofuleux : « Naturam morborum curationes ostendunt. » Tout le monde admet que les tumeurs ganglionnaires apparaissent très-aisément chez les scrofuleux à la suite d'irritations locales, je conseillerais donc l'expérience suivante : J'appliquerais un irritant local, un vésicatoire dans le voisinage de ganglions qui ne seraient pas engorgés, il se produirait un gonflement des ganglions, et j'examinerais si l'engorgement persiste avec ténacité une fois la cause d'irritation disparue. Cette expérience ne serait certes pas décisive, mais elle fournirait une donnée de plus pour trancher la question.

2° Les tubercules primitifs des ganglions sont rares, et, au début, il peut être impossible de déterminer leur nature ; mais, dans ces maladies de longue durée, il faut savoir attendre et examiner la marche de la maladie. Dans cette affection, la tumeur a une tendance au ramollissement, à la transformation caséeuse ; en cela, elle se rapproche de la scrofule, mais elle en diffère par une marche plus rapide, par une fonte plus complète du ganglion qui suppure, puis le sujet a un état général mauvais ; il maigrit rapidement, et des tubercules ne tardent pas à se développer dans d'autres organes. Je n'ai pas trouvé d'exemple manifeste de tubercules ganglionnaires primitifs, sauf peut-être l'observation (p. 71) Lebert dit bien que cette affection est très-commune, surtout chez les jeunes gens, et qu'elle a peu de tendance à se généraliser. Je crois qu'il confond la transformation caséeuse d'un ganglion scrofuleux avec le tubercule. J'entendrai avec Virchow, Robin, Cornil, par tubercule, non pas la transformation caséeuse, mais la granulation tuberculeuse, telle que l'a si bien décrite Virchow (*Traité des tumeurs*, tome III (p. 77). Nous n'avons donc pas d'autres signes pour distinguer le tubercule primitif que cette granulation, et, comme ce signe nous manque en clinique, il faut nous rejeter sur la marche de la maladie. Une autre cause de confusion, c'est que le tubercule se développe avec une extrême facilité chez les scrofuleux ; les scrofuleux sont un terrain propre au développement du tubercule, dit M. Bourdon. Mais une semblable erreur est peu préjudiciable, puisque le traitement est le même.

3° Une affection cancéreuse peut se montrer dans les ganglions du cou postérieurement à l'apparition de cette même maladie dans une autre partie du corps, après un cancer du sein, un cancer de l'estomac, etc. Si le cancer de l'autre organe est bien distinct et qu'on voie se développer au cou une tumeur dure, ordinairement indolente, qui adhère à la peau et aux parties voisines, le diagnostic sera facile et on dira que l'on a affaire à une tumeur cancéreuse secondaire, mais indépendante d'une irritation locale. Mais les ganglions

du cou sont à l'extérieur, et l'affection cancéreuse préexistante peut être difficile à constater; c'est alors qu'il
faudra redoubler de précautions, interroger avec soin
la séméiologie de tous les organes et de toutes les fonctions, et on pourra être parfois assez heureux pour découvrir la cause du mal, comme le fit M. Verneuil pour
son cancer de l'œsophage (obs. p.). Au microscope, ces
tumeurs présentent, d'après Moricourt (thèse Paris, 1864,
deuxième conclusion), une structure variable suivant
l'organe primitivement atteint, si le cancer est épithé-
lial, l'épithélium se rencontrera dans la tumeur, et il
sera de la même nature que l'organe primitivement
affecté.

Il ne me reste plus qu'à distinguer les unes des autres
les tumeurs ganglionnaires de la leucocythémie, de
l'adénie, le lymphosarcome primitif et l'hypertrophie
ganglionnaire simple. Ces tumeurs peuvent atteindre
plusieurs groupes de ganglions, voire même des organes non ganglionnaires, ou bien n'atteindre qu'un
seul groupe.

Rien de plus simple de distinguer les tumeurs de
la leucocythémie de Virchow et Bennet de celles de
l'adénie de Trousseau ; il suffit d'examiner le sang.

Avons-nous avec des tumeurs ganglionnaires multiples, des globules blancs en nombre considérable ? c'est
la leucocythémie, la question est en apparence tranchée,
et elle l'est vraiment pour le traitement, comme nous
le verrons bientôt, et c'est une donnée diagnostique importante.

S'il n'y a pas de globules blancs dans le sang en
nombre exagéré et que les tumeurs soient multiples,
nous avons une affection décrite d'abord par Trousseau,

sous le nom d'adénie et par les chirurgiens sous le nom de lymphosarcome général ou multiple.

S'il n'y a qu'un seul groupe de ganglions qui soit atteint ou que des groupes qui ont des rapports directs les uns avec les autres comme les ganglions sous-maxillaires et les ganglions cervicaux, nous serons en présence ou de l'hypertrophie simple ou du lympho-sarcome primitif. Dans le premier (forme hyperpla-sique du lymphosarcome local) que Muller a bien décrit (*Zeitschrift für rationn. Medicin*, 3 R. 20, 129; 1863) les éléments ont conservé les rapports qu'ils affectent dans les ganglions normaux, rapports de position et de quantité relative. Dans le second (forme indurative), toute différence disparaît entre les voies lymphatiques et la substance folliculaire (Billroth); les trabécules et les capsules sont infiltrés de cellules lymphatiques, ce qui les fait ressembler à du tissu ganglionnaire, de telle sorte que la structure de la glande est partout régu-lière et uniforme. Voilà la distinction au point de vue anatomique, mais comment transporter cette distinc-tion dans la clinique? la consistance sera-t-elle un élé-ment suffisant; elle nous donnera quelques probabilités si la tumeur est dure, comme cartilagineuse; il est plus que probable que nous aurons affaire à un lym-phosarcome de forme indurative, ce que nous appelons le lymphosarcome primitif. Le microscope seul peut décider la question, c'est alors que l'on pourra se servir utilement du trocart explorateur de Duchesne ou d'un instrument analogue, rappelant en petit les sondes creuses dont se servent les douaniers pour explorer les mottes de beurre et les fromages, et cela serait fort important au point de vue pratique. Mais laissons un peu de côté le diagnostic pour faire une excursion dans le terrain de la nosogénie.

Certes Muller a décrit l'hypertrophie simple, Billroth a démontré la forme indurative, et nous avons pu constater ces deux formes distinctes, mais parfois on voit dans les lymphadénomes à type pur quelques cellules plus volumineuses que les cellules normales, surtout à la périphérie ; parfois c'est le réticulum qui sera plus dense ; enfin à une période du développement de la forme indurative, on trouve encore des cellules lympathiques. Ces deux formes doivent être conservées, mais il faut avouer qu'elles ont une grande parenté entre elles et peut-être quelque jour trouvera-t-on des intermédiaires qui les réunissent.

D'un autre côté, le lymphosarcome local des auteurs est-il vraiment bien différent du lymphosacome multiple? Certainement il l'est au point de vue clinique, et c'est une distinction qu'il ne faudra jamais négliger dans la pratique; mais qui nous dit que ce lymphosarcome primitif ne se serait pas généralisé dans quelque temps? Ce qui le prouve, ce sont nos observations cliniques. Tel malade a vu sa tumeur se développer au cou il y a trois ans, puis au bout de deux ans est apparue une tumeur à l'aine une autre à l'aisselle. Quel diagnostic aurions-nous porté dans le courant des trois premières années?

Dans les cas de lymphosarcome généralisé, ne voyons-nous pas à l'autopsie des altérations plus ou moins avancée dans certains ganglions que dans d'autres, des altérations qui ne font que de naître dans les ganglions ou même dans des organes non ganglionnaires? Il y a donc eu un moment où le lymphosarcome n'existait que dans un seul ganglion.

Un autre point qui rapproche l'affection localisée et l'affection généralisée, c'est que le microscope y découvre deux formes : 1° des lymphadénomes à type pur, ayant une structure analogue à celle des ganglions lymphatiques, et 2° des lymphadénomes s'écartant plus ou moins de la structure normale des ganglions lymphatiques, et qui seraient les uns à grosses cellules, les autres à gros réticulum (Ranvier, *Gaz. hôp.* 1872).

Faut-il maintenant séparer l'une de l'autre les tumeurs de l'adénie et celle de la leucocythémie. Déjà, en 1866, dans une note fort curieuse publiée dans la *Gazette médicale*, M. Nicaise rapprochait l'une de l'autre ces deux affections, à propos d'une observation dans laquelle il avait trouvé dans le sang un grand nombre de globulins, observation que je rapporte (p. 17). Plus tard, en 1869, M. de Prez-Crassier dans une thèse intitulée« De l'identité de la leucocythémie et de l'adénie, » établissait une parentée plus intime entre ces deux maladies dont il propose de désigner l'ensemble sous le nom de *lymphadénie*, affection dont la caractéristique serait l'hypergenèse de la cellule lymphatique ou leucocyte (et même des simples noyaux d'après Nicaise).

« Dans les organes solides, cette cellule sera disposée dans le stroma caractéristique décrit plus haut. Dans le sang liquide mobile, la cellule seule se retrouve.

« L'altération leucocythémique du sang n'est qu'une néoformation dans cet organe liquide, analogue aux néoformations que nous rencontrons dans les organes solides. Cette maladie dont nous parlons est donc constituée par une hypergenèse d'élements lymphatiques, et ces éléments envahissent les solides et les liquides de l'économie ; c'est ainsi que nous aurons, suivant les

sujets, ou des hypertrophies ganglionnaires, ou de la leucocythémie, ou des productions lymphatiques dans les
os, les poumons, etc. Toutes ces lésions pourront se
trouver simultanément chez un même sujet ; chez d'autres, on n'en rencontrera que quelques-unes.

« Nous repoussons donc l'idée que l'adénie puisse même
être un premier degré de la leucocythémie (Wunderlich),
une variété d'une espèce morbide dont la leucocythémie serait une autre variété. Si nous admettions ces
distinctions, nous serions entraîné à admettre autant de
variétés à cette espèce morbide qu'il y a d'organes et de
systèmes organiques lésés.

Les mots *adénie, leucocythémie*, ne désignent pour nous
que des phénomènes secondaires d'une même maladie,
à laquelle nous avions cherché un nom qui exprimât cet
empoisonnement de l'économie par le tissu lymphatique.
M. Ranvier, à qui nous avons soumis nos idées, se rappelant le nom de lymphadénomes, que Virchow a donné
aux néoformations lymphatiques, nous a proposé le mot
lymphadénie, que nous trouvons aussi heureux que possible. »

M. Ranvier est resté fidèle aux idées exprimées dans
cette thèse comme on peut le voir dans une note, qu'il a
faite à la suite de l'observation microscopique d'une
pièce présentée par M. Trélat; voici cette note en entier
(*Gazette des hôpitaux*, 1872).

A la suite d'une observation que je citerai plus loin,
MM. Ranvier et Malassez envoient la note complétemen-
taire que voici :

« On voit, en résumé, que les tumeurs secondaires sont
complétement semblables, comme structure, à la tumeur
primitive ; or, si l'on admet que le travail pathologique

Bergeron.   5

qui a produit la formation des tumeurs secondaires est le même que celui qui a produit l'altération ganglionnaire primitive, on est amené à dire que la tumeur primitive était, non pas un sarcome ganglionnaire, car les tumeurs secondaires auraient été des sarcomes, mais des lymphosarcomes vrais, c'est-à-dire des tumeurs composées de tissu lymphatique et d'éléments regardés comme sarcomateux.

« Depuis, nous avons examiné un certain nombre de tumeurs, nées également dans les ganglions et s'étant généralisées de la même façon. Au point de vue de la structure, les unes étaient des lymphadénomes vrais, les autres des tumeurs à cellules semblables ou cellules lymphatiques, mais à gros réticulum.

« Comparant alors ces cas et votre lymphosarcome, il nous a semblé qu'il y avait entre eux plus de caractères communs que de caractères différentiels. Toutes, en effet, sont construites sur le type lymphatique : réticulum d'une part, cellules de l'autre ; les différences ne portant que sur le développement plus ou mois considérable de l'un ou de l'autre de ces éléments.

« On pouvait donc rapprocher ces tumeurs les unes des autres et les considérer toutes comme des lymphadénomes, et chacune d'elles comme une variété de lymphadénomes.

« Il y aurait, d'après cette manière de voir : 1° des lymphadénomes à type pur, ayant une structure tout à fait semblable à celle des ganglions lymphatiques : fin réticulum et cellules lymphatiques ; 2° des lymphadénomes s'écartant plus ou moins de la structure normale des ganglions lymphatiques et qui seraient : les uns à grosses cellules (lympho-sarcome des auteurs,) à gros réticulum (variété non décrite, et que MM. Ranvier et Malassez ont constatée sur les pièces de M. Castiaux).

Peut-être trouvera-t-on encore d'autres variétés.

Enfin, en complétant ces données par les indications fournies par d'autres histologistes, il semble rationnel d'admettre que :

1° Les cas d'adénie ne paraissent pas différer de certains cas de lymphadénomes ;

2° Suivant l'opinion de MM. Potain, Cornil et Ranvier, les cas de leucocythémie peuvent être regardés comme des cas d'adénie dans lesquels est survenue une complication : l'augmentation des globules blancs de sang. »

Aussi on peut se demander si tous ces faits ne sont pas des manifestations diverses d'une même maladie, qu'on pourrait appeler la *lymphadénie*. Resterait alors à déterminer à quoi tiennent les différences qui existent entre ces manifestations ; ce qui appelle de nouvelles études.»

Dans cette manière de voir, le cancer débutant par les ganglions lymphatiques rentrerait peut-être dans le lymphadénome généralisé; d'après les idées de M. Moricourt, il représenterait la variété dure avec grosses cellules, gros réticulum etc., tandis que l'observation d'adénie de Trousseau rentrerait dans la forme généralisée à type pur.

En réunissant ainsi toutes ces affections entre elles, en les désignant sous le terme général de *lymphadénie*, en désignant sous celui de lymphadénome les tumeurs auxquelles elles donnent naissance, je suis loin de vouloir les confondre au point de vue clinique ; il y a là des divisions utiles et importantes à considérer.

On peut, si vous le voulez, considérer cet ensemble comme un édifice composé de plusieurs étages distincts les uns des autres; mais, si on peut parcourir l'édifice tout entier, puisque les étages communiquent, on peut aussi s'isoler dans certaines parties.

Je vais maintenant placer sous les yeux du lecteur les diverses observations qui viennent à l'appui de ce que je viens d'avancer, afin qu'il puisse prendre lui-même un parti.

Je conserve à ces relations le titre que leurs auteurs leur ont donné, mais j'indiquerai après chacune d'elles dans quel groupe on doit, je crois, les placer.

Observations du 1ᵉʳ groupe.

TUMEURS D'ORIGINE PROBABLEMENT SCROFULEUSE.

OBSERVATION XI.

communiquée par M. Verneuil.

Vers 1867, un étudiant en droit vint me consulter pour une tumeur du cou. C'était un garçon blond, imberbe, de haute taille, âgé de 31 ans environ. Svelte, mais bien charpenté et de bonne constitution, il n'avait jamais été sérieusement malade, ne présentait aucune trace de scrofule ni de syphilis, mais un certain degré de chloro-anémie datant seulement de quelques mois.

Le cou était très-long ; à sa partie latérale gauche se voyait une tumeur d'un volume considérable, occupant la gaîne des vaisseaux carotidiens et soulevant le muscle sterno-mastoïdien. Cette tumeur commençait en haut, à une petite distance de l'apophyse mastoïde, descendait jusqu'à la clavicule et s'étendait inférieurement dans le creux sus-claviculaire ; elle offrait ses plus grandes dimensions au niveau de la réunion du tiers moyen avec le tiers inférieur du cou, égalant en ce lieu le volume du poing d'un adulte.

Au reste, indolence absolue, consistance ferme et homogène, mobilité vague sur les parties profondes, intégrité de la peau, qui glisse assez aisément sur la masse morbide. Les mouvements du cou sont à peine gênés, aucun trouble cérébral, rien du côté de la pupille. Les palpitations de cœur et l'essoufflement dans la marche peuvent se rapporter à la chloro-anémie. Nulle trace d'engorgement ganglionnaire dans les autres régions du corps ; les muqueuses profondes sont toutes fort saines.

Le début remonte à plus d'une année ; un grand nombre de moyens ont été employés sans aucun résultat ; le mal fait des progrès rapides. Le jeune homme en est alarmé, aussi vient-il résolument me demander l'opération.

Nous avions évidemment affaire à une hypertrophie des ganglions profonds du cou. Je pensai même que la nature du mal était la même que chez le sujet que nous avions opéré avec Follin.

L'opération était certainement praticable, mais le volume considérable de la tumeur au voisinage de la clavicule me faisait craindre que l'altération eût envahi déjà les ganglions intra-thoraciques, et que l'extirpation complète fût rendue par le fait impossible. J'appris en même temps que deux honorables chirurgiens, déjà consultés, avaient refusé toute tentative.

Je conseillai donc au jeune homme d'essayer le traitement maritime. Je lui enjoignis d'aller s'installer au bord de la mer, de passer la plus grande partie du jour sur la plage, de prendre l'eau de mer intus et extra, et de faire le plus d'exercice physique qu'il le pourrait. Je lui fis espérer que ce traitement diminuerait notablement la tumeur et rendrait l'opération plus facile et plus bénigne. J'avoue qu'en mon for intérieur je n'attendais pas grand chose de cette prescription, et que je voulais simplement éluder la mise en demeure où le malade me plaçait.

Le jeune homme partit aussitôt pour Biarritz. Trois mois après, je sus par un de ses amis qu'il vivait en vrai paysan sur le bord de la mer, que la chloro-anémie avait rapidement disparu, pour faire place à une vigueur remarquable, et que le mal avait cessé de s'accroître

Quelques mois plus tard, le malade revint à Paris, et je constatai moi-même l'amélioration générale et locale : la tumeur avait diminué d'un quart au moins dans toutes ses dimensions. Je ne crus rien de mieux que d'exiler encore mon patient, qui, du reste, fort heureux du résultat obtenu, se montra fort docile.

Six mois après il revint à Paris pour passer un examen de droit, car il s'était remis à un travail modéré, qu'il supportait presque sans fatigue. Je constatai une nouvelle diminution. La base du cou était presque entièrement dégagée, et la tumeur semblait se limiter à la partie moyenne de la gaîne des vaisseaux ; toutefois elle présentait encore en ce point un volume considérable.

L'opération me fut encore demandée. Le jeune homme ne contestait pas le résultat favorable, mais il trouvait le temps bien long, s'ennuyait de la vie monotone qu'il menait, et se préoccupait d'une perte de temps capable, suivant lui, de compromettre son avenir.

Naturellement je ne lui avais pas révélé tous les périls de l'opération ; il la croyait donc peu importante. Je refusai plus que jamais, et j'exigeai la continuation du traitement.

En 1869, nouvelle insistance. La tumeur cependant diminuait encore, quoique fort lentement ; elle n'avait plus guère que la dimension d'un gros œuf de dinde et se dissimulait assez facilement avec une cravate un peu montante.

Il avait fallu plus de deux ans de séjour continu au bord de la mer pour obtenir cet effet. Notre malade était à bout de patience ; il voulait au moins revenir à Paris pour terminer son droit, et se débarrasser enfin de son mal.

Craignant un retour offensif de la maladie, je fus inébranlable. Je représentai que le temps n'était rien quand il s'agissait d'un mal aussi sérieux et de la perspective d'une opération dangereuse. La guérison, à mon avis, ne pouvait pas manquer ; il fallait donc persévérer.

Depuis cette époque, je n'ai plus revu le jeune homme et n'ai point reçu de ses nouvelles, ce qui me fait croire qu'il aura écouté d'autres conseils. Il connaissait plusieurs étudiants en médecine, qui, sans doute, sont encore en relation avec lui ; si ces lignes tombent sous leurs yeux, peut-être voudront-ils bien me faire connaître l'issue finale de ce cas intéressant. Il n'en reste pas moins avéré qu'une hypertrophie ganglionnaire rebelle, non symptomatique de la scrofule, et présentant les caractères cliniques du lymphadénisme, a été puissamment modifié par le traitement maritime et l'exercice physique au grand air ; et cela après l'insuccès avéré des préparations iodurées prises avec persévérance au sein d'une grande ville.

Toutefois, le succès de cette médication difficile et continue est subordonné à la nature de la lésion histologique du ganglion,

Observations du 2° groupe.

TUMEURS D'ORIGINE PROBABLEMENT TUBERCULEUSE.

OBSERVATION XII.

(recueillie par M. E. Bourdon).

Lymphadénome. — Ulcère de la région cervicale.

Le 25 mai 1872, entre à l'hôpital Saint-Louis, n° 25, dans le service de M. Verneuil, Marrat, âgé de 43 ans et marié.

Cet homme que nous avons déjà vu à l'hôpital au mois de mars dernier, est entré avec une tumeur grosse comme le poing, située au-dessous de l'oreille gauche, dont le lobule est soulevé un peu en avant, mais non envahi.

Cette tumeur s'étend depuis la branche de la mâchoire, jusqu'à deux travers de doigt de la ligne médiane en arrière. De haut en bas elle remplit l'espace compris entre la partie moyenne de la hauteur de l'oreille, jusqu'à la partie moyenne du cou.

Elle est un peu ovoïde, à grand diamètre transversal et est formée de deux gros lobes principaux dont le plus gros se dirige en avant. Un peu plus loin, entre lui et la branche de la mâchoire, se trouve une autre portion grosse comme une demi noisette.

Au dessous de la partie moyenne de la grosse tumeur, se voit une petite bosselure de peau violacée, grosse comme un haricot et extrêmement fluctuante. La tumeur présente une large base d'implantation adhérente aux parties profondes, immobile et très-dure elle est recouverte par la peau qui est aussi mobile, adhérente à la tumeur et violacée. En avant, la peau est recouverte de quelques poils et elle est ridée.

A sa partie moyenne, la tumeur présente comme un plateau ulcéré, bordé d'une peau qui forme un liseré violacé dont les bords sont taillés à pic. Des bords de ce liseré, partent des tractus de peau violacée, larges de 2 ou 3 millimètres qui divisent l'ulcération en plusieurs îlots irréguliers.

La tumeur semble ainsi bridée par les tractus et paraît faire hernie au milieu des espaces qu'ils laissent entre eux sous a forme de bourgeons exubérants, d'un rouge vif, granuleux comme les bourgeons charnus.

Il y a beaucoup de suppuration et le liquide ressemble à de la gomme un peu jaunâtre et visqueuse plutôt qu'à du pus.

Un des grands îlots, celui qui est le plus postérieur, présente une dépression peu profonde à fond rouge granuleux, mais plat et grisâtre au point central. C'est par ce point que se sont fait des hémorrhagies assez abondantes, depuis que le malade a quitté l'hôpital.

A la partie supérieure de la tumeur, près de l'oreille, là où la la peau n'est pas ulcérée, on trouve celle-ci [tachetée de points jaunâtres comme si elle était soulevée par des grains de millet vus par transparence, à travers une mince couche épithéliale.

La tumeur est en somme, d'une dureté élastique; mais assez molle vers son tiers postérieur où elle a la mollesse, de véritables fongosités. C'est surtout cette portion-là qui est douloureuse, lancinante.

Dans l'épaule il y a des engourdissements pénibles, les oreilles sont le siége d'un bourdonnement douloureux, mais l'ouïe est conservée.

Le malade peut faire quelques mouvements de flexion et d'extension, mais les mouvements de latérité lui sont impossibles. Il n'y a nulle part de ganglions pris.

La parotide paraît respectée.

La bouche s'ouvre difficilement, il n'y a que 2 centimètres d'é-cartement entre les incisives, la mastication est pénible. La déglu-tition est imparfaite, il faut au malade beaucoup de précautions pour ne pas avaler de travers. Le liquide cependant ne revient pas par le nez.

Le bord de la langue, le plancher buccal et l'amygdale sont con-fondues à gauche dans une dureté rouge tuméfiée, mais sans ulcé-rations. Il n'y a jamais eu d'hémorrhagie par cette voie. Du reste, l'inspection de la bouche est difficile à cause du faible écartement des mâchoires.

Le malade a de la fièvre le soir, il dort mal, il souffre plus la nuit que le jour, il mange peu. Malgré cela, il a bon teint, il a peu maigri et sa physionomie est assez satisfaisante. Il peut marcher assez longtemps.

Il tousse assez fréquemment, ne crache pas, mais sa voix est éteinte, il ne parle que très-bas et avec beaucoup de fatigue.

Observations du 3ᵉ groupe.

LYMPHOSARCOMES GÉNÉRALISÉS.

OBSERVATION XIII

Hypertrophie généralisée des ganglions lymphatiques. — Ligature de la vei..c jugulaire interne. — Mort. — Productions lymphoïdes dans la plèvre, le foie, la rate et le corps des vertèbres.

Recueillie par M. Jules Castiaux, interne du service. Extraite de la Gazette des hôpitaux (1872).

Annette L..., âgée de 58 ans, cuisinière, entre, le 14 novembre 1871, dans la salle Sainte-Rose, nᵒ 6. M. Lannelongue est chargé du service.

Elle présente tous les signes extérieurs d'une constitution robuste, et n'accuse aucune maladie antérieure. Jamais elle n'a eu pendant son enfance de glandes au cou; rien non plus du côté de la gorge, des yeux, des oreilles ou du cuir chevelu. Ses cheveux sont noirs et abondants, son teint est brun.

Plusieurs fois, nous avons voulu savoir si cette femme avait des habitudes alcooliques; les réponses ont toujours été négatives. Pourtant, d'après des renseignements qui nous sont venus après sa mort, il résulte que ces habitudes existaient, et que, sans être excessives, elles n'en avaient pas moins attiré l'attention des personnes chez qui elle servait.

Elle fait remonter le début de sa maladie à quatre mois, époque à laquelle les ganglions du cou ont commencé à s'hypertrophier. Quand on l'examine de face, on constate un gonflement considérable du côté gauche du cou, commençant sous l'oreille et s'étendant jusqu'à la clavicule, dont il dépasse le niveau. Ce gonflement est formé par une série de bosselures qui ne sont autre chose que les ganglions lymphatiques hypertrophiés, glissant les uns sur les autres, sans adhérence à la peau, indolents et ne présentant aucune fluctuation. Le larynx est rejeté d'un centimètre environ du côté droit, sans présenter de déformation. Ces ganglions forment un épais chapelet. Les uns sont gros comme une petite noix, les autres comme un œuf de poule. Les superficiels, les profonds, tous sont pris et forment une masse qui est venue faire saillie en avant du bord antérieur du muscle sterno-mastoïdien. Ce muscle rejette en arrière la bride de ce côté ; ils se sont développés entre lui et le larynx et compriment nécessairement les vaisseaux du cou, comme nous le verrons plus loin. La chaîne ganglionnaire passe, on le sent, sous la clavicule, et on la retrouve dans le creux axillaire correspondant.

Au côté droit du cou, on trouve seulement quelques ganglions malades au-dessus de la clavicule. Il n'y en a point dans l'aisselle correspondante. Les régions inguinales, explorées avec soin, n'en renferment pas plus.

Nous dirons, pour n'y plus revenir, que le sang, examiné à plusieurs reprises, n'a jamais rien présenté d'anormal. Les globules blancs n'étaient pas plus nombreux qu'à l'état physiologique.

Malgré quelques troubles fonctionnels qui attiraient déjà notre attention, la malade avait un énorme embonpoint. Elle mangeait, causait, ne manquait même pas d'une certaine gaieté. De temps en temps, elle faisait des inspirations fréquentes et profondes ; la nuit, cette dyspnée augmentait et revêtait parfois la forme d'accès. La voix présentait une raucité remarquable, et parfois la malade ressentait dans le bras gauche quelques fourmillements.

L'auscultation et la percussion ne nous apprenaient rien.

La malade prit de l'iodure de potassium, sans que cette médication imprimât le moindre changement à la marche de la maladie.

Le 21 novembre, M. Lannelongue injecta avec la seringue de Pravaz quelques gouttes de teinture d'iode au centre même des plus grosses tumeurs ganglionnaires. Ces injections, faites dans le but de déterminer un travail de résorption, avaient déjà réussi entre ses mains dans deux cas analogues, mais moins graves : il avait obtenu une amélioration sensible.

Ces injections, renouvelées les 22 et 24 novembre, n'amenèrent aucun résultat.

Chaque jour la maladie faisait des progrès effrayants ; le volume des tumeurs du cou augmentait de plus en plus ; la dyspnée ne faisait que s'accroître. Le larynx était écarté de 3 centimètres de la ligne médiane. Le sthétoscope, placé sur les premiers anneaux de la trachée, faisait entendre un cornage d'autant plus manifeste qu'on s'éloignait moins du larynx. La respiration devenait de plus en difficile. Dans les deux poumons on entendait de nombreux râles sibilants.

La face était cyanosée ; les membres froids et livides,

Il était évident que la malade asphyxiait; que fallait-il faire?

La trachéotomie pouvait bien amener quelque soulagement passager, surtout si l'asphyxie tenait, comme nous le pensions, à une compression du nerf récurrent du côté gauche, et peut-être aussi de celui du côté droit, par suite du déplacement considérable du larynx. Mais n'y avait-il pas quelque ganglion comprimant la trachée ou les bronches? Dans ce cas, la trachéotomie serait inutile.

M. Lannelongue se décida à faire une opération plus radicale. Énucléer le plus de ganglions possible afin de permettre au larynx de reprendre sa place habituelle, supprimer la compression des vaisseaux et nerfs du cou, tel fut le but qu'il se proposa.

Le 26 novembre, après avoir endormi la malade, il fit une incision comme on la fait pour la ligature de la carotide primitive.

Après l'incision de la peau et de l'aponévrose, une masse ganglionnaire lobulée vint faire saillie entre les lèvres de la plaie. Une légère incision, pratiquée sur l'enveloppe de chacun de ces ganglions, permettait de les énucléer avec la plus grande facilité.

Quand la plaie fut un peu dégagée, on put apercevoir la veine jugulaire interne avec ses parois minces et transparentes, se gonflant dans l'expiration et s'aplatissant au point de devenir presque invisible dans l'inspiration.

Les plus grandes précautions furent prises, et il va sans dire que ce vaisseau ne reçut aucune atteinte.

Au-dessous d'elle, on sentait distinctement battre la carotide primitive.

L'extraction ou plutôt l'énucléation de ces ganglions permit au larynx de se rapprocher de la ligne médiane. Malgré cela, M. Lannelongue, enfonçant les doigts profondément du côté du sterno-mastoïdien et de la clavicule, alla chercher plusieurs ganglions. Plusieurs d'entre eux venaient difficilement; dans ces cas, ils étaient encore contenus dans leur gaîne celluleuse, qu'il suffisait d'entamer avec la pointe du bistouri pour les extraire avec la plus grande facilité.

Il en fut ainsi énuclée douze, dont les plus gros atteignaient le volume d'un petit œuf de poule.

Après cette opération, la malade fut pansée et reconduite à son lit. Elle semblait respirer plus facilement; la face était moins livide.

30 novembre. La plaie a bon aspect, elle bourgeonne. L'état

général s'améliore ; la dyspnée est moindre. L'opération a évidemment produit une amélioration sensible.

Dans la nuit du 4 au 5 décembre, c'est-à-dire neuf jours après l'opération, il se fait une hémorrhagie assez considérable pour imbiber toutes les pièces du pansement. L'interne de garde lève l'appareil, cherche la source de l'hémorrhagie et ne la trouve point.

Quelques heures après, l'hémorrhagie se renouvelle. A la visite du matin, nous enlevons le pansement et nous cherchons attentivement. Pas le moindre suintement. A la partie supérieure seulement se trouve un petit caillot noir adhérent, que nous respectons.

Nous faisons un pansement méthodique avec de la charpie et des rondelles d'amadou, le tout maintenu par une pression suffisante.

Le lendemain matin 6 décembre, l'hémorrhagie ne s'était pas renouvelée. Le soir, deux heures après la visite, l'écoulement reparaît peu considérable et ne nécessite aucune intervention.

7 décembre. Deux hémorrhagies abondantes.

8 décembre. Chaque fois que nous mettons la plaie à découvert pour trouver le point de départ de cette hémorrhagie, tout écoulement cesse.

Le cas devenait pressant. La malade avait perdu une quantité considérable de sang dans ces cinq hémorrhagies. La face était cyanosée, les extrémités froides et œdématiées. La respiration était redevenue très-pénible. Il était évident que l'obstacle à l'entrée de l'air persistait, et que l'opération n'avait amené qu'une amélioration passagère.

Pour le moment, il fallait chercher le vaisseau ouvert et le lier. Nous avions affaire à une veine, plus de doute. Le sang était noir et coulait en nappe ; de plus, nous étions certains de n'avoir blessé aucune artère ; il ne s'en était pas présenté pendant l'opération. La veine jugulaire interne nous revenait alors à l'esprit avec ses parois minces et fragiles ; nous songions à la possibilité d'une ulcération secondaire. Dans l'espoir que celle-ci serait de peu d'étendue, M. Lannelongue pensa un instant faire la ligature latérale.

Il se mit donc en mesure de mettre cette fistule à découvert. A l'aide d'une sonde cannelée, il écartait doucement les bourgeons charnus du fond de la plaie, lorsque tout à coup un jet de sang du volume du petit doigt s'échappe et couvre ceux qui étaient le plus rapprochés.

Je parvins non sans peine à comprimer le bout supérieur de la veines avec l'index en l'enfonçant profondément dans la plaie. M. Lannelongue isola le vaisseau au-dessus et au-dessous de la fissure qui n'avait pas moins de deux centimètres et demi.

De temps en temps, la compression devenant insuffisante par suite de la fatigue ou à cause des mouvements de la malade, il s'échappait un flot de sang par le bout supérieur.

Le bout inférieur est resté béant pendant toute l'opération; l'air pouvait y entrer librement; il n'en a rien été. De temps en temps il laissait échapper un flot de sang au moment des fortes expirations ou des efforts de toux. Jamais nous n'entendîmes le moindre sifflement.

La veine fut solidement liée par deux fils, l'un au-dessus, l'autre au-dessous de la déchirure.

La malade était exsangue. Elle parla un peu, but quelques gorgées de vin et vécut encore deux heures et demie.

L'autopsie fut faite avec le plus grand soin, et voici les lésions que nous trouvâmes.

Le tissu adipeux est considérablement développé dans toutes les régions.

Tous les ganglions, du côté gauche du cou, sont envahis jusqu'à la base du crâne.

La plaie est recouverte d'une couche friable au-dessous de laquelle on trouve les vaisseaux et les nerfs.

La veine jugulaire interne présente :

1° Des parois épaissies par une couche de nouvelle formation, granuleuse, doublant la face externe du vaisseau ;

2° Une ulcération longitudinale de deux centimètres et demi, laissant voir la paroi interne lisse, présentant quelques plis longitudinaux. Elle occupe la face antérieure et un peu latérale gauche du vaisseau ;

3° Les deux ligatures qui n'ont coupé aucune des tuniques.

En arrière, on trouve le nerf pneumogastrique. Un peu en dedans, et recouverte complétement par la veine, l'artère carotide primitive contre la trachée; toujours du côté gauche, on voit le nerf récurrent que nous allons suivre de haut en bas jusqu'à son origine. Rien de particulier depuis le larynx jusqu'à la crosse de l'aorte; il est accolé à la trachée avec laquelle il a été repoussé par les ganglions; sa coloration est normale. Mais dans toute l'étendue de sa courbure il a subi une compression, un aplatissement manifeste. Il est placé entre deux ganglions, dont l'un le sépare de la trachée et l'autre de la crosse aortique. Nous l'avons disséqué avec beaucoup de peine. Il est entouré d'un tissu cellulaire dense et rougeâtre. Jusqu'à son émergence du pneumogastrique, il est ainsi cerné et comprimé. Le nerf pneumogastrique lui-même est entouré de ganglions dans toute son étendue.

Du côté droit du cou, on ne trouve pas de tumeur ; les vaisseaux et nerfs sons sains. Ce n'est qu'au moment où ils plongent dans le thorax qu'ils sont englobés dans une masse ganglionnaire considérable. Le pneumogastrique est étalé et aplati sur une de ces tumeurs.

Cette compression manifeste des deux nerfs pneumogastriques et du nerf récurrent gauche nous explique la difficulté de la respiration qui a ouvert la série des troubles fonctionnels. Elle nous explique la paralysie des cordes vocales, le cornage laryngien et jusiifie le diagnostic que nous avions porté.

Les ganglions prévertébraux situés dans l'abdomen sont tous envahis. Ils constituent une chaîne qui se bifurque, suit les vaisseaux iliaques et s'arrête de chaque côté à l'anneau crural qu'elle ne dépasse pas. La veine cave inférieure est comprimée, particularité qui nous explique l'œdème des membres inférieurs.

Les ganglions du mésentère sont également hypertrophiés.

Le foie est volumineux et gros. On y trouve, en certains points voisins de sa surface, des îlots grisâtres assez nettement circulaires et quelquefois énucléables avec le manche du scalpel. Ailleurs, le tissu morbide est moins nettement circonscrit ; il se confond avec le tissu hépatique sain, dans l'épaisseur duquel il envoie de petits prolongements.

La rate est deux fois plus volumineuse qu'à l'état normal ; son tissu est ferme et contient de nombreuses tumeurs de consistance assez molle et de coloration grisâtre. Leur volume pour les plus grosses, n'excède pas celui d'un petit pois. Elles sont très-peu adhérentes au tissu sain qui les entoure.

Des sections faites dans le corps des vertèbres de toutes les régions nous montrent un tissu spongieux, infiltré en certains points d'une substance grise analogue à celle que nous trouvons dans la rate.

A la coupe, tous les ganglions présentent un tissu gris, lardacé, d'apparence plus ou moins fibreuse et de consistance plus ou moins ferme. Les ganglions cervicaux sont les plus durs ; ceux de l'abdomen sont, au contraire, les plus mous; leur tissu est presque encéphaloïde. Les derniers sont évidemment de formation plus récente, et la maladie a évidemment débuté par les premiers, pour marcher ensuite de haut en bas.

Par le raclage, on obtient un véritable suc blanchâtre, analogue au suc cancéreux et renfermant des éléments cellulaires, que nous allons retrouver dans un instant.

Examen histologique. — Toutes nos pièces ont été déposées dans une solution faible d'acide chromique. Après durcissement complet, nous avons fait des coupes minces, que nous avons colorées par le carmin et déposées dans la glycérine.

Ganglions lymphatiques. — Ils présentent tous la même structure : un tissu réticulé excessivement fin, renfermant des cellules lymphatiques.

Le tissu réticulé est formé de trabécules d'épaisseur variable, se réunissant les unes aux autres, généralement très-minces, s'accolant et circonscrivant des mailles qui renferment des cellules. Ces mailles sont quelquefois étroites et allongées, et renferment de longues traînées de cellules juxtaposées. — Ces trabécules sont colorées par le carmin et présentent çà et là quelques noyaux.

Les cellules lymphatiques, également colorées par le carmin, ont de $0^m,008$ à $0^m,810$ de diamètre; elles sont rondes; leur contour est net, mais non pas absolument régulier; leur contenu est finement granuleux. Situées dans les mailles du réticulum, elles peuvent être chassées par le pinceau. Quelques-unes paraissent très-adhérentes au réticulum.

Les vaisseaux sont nombreux; leur paroi renferme des noyaux.

Telle est la structure générale de tous les ganglions hypertrophiés.

Quelques-uns, ceux du cou particulièrement, qui ont été les premiers atteints, présentent dans leur structure un tissu conjonctif ondulé très-abondant, qui devient parfois très-dense et donne à ces tumeurs l'aspect du tissu fibreux.

Ceux de l'abdomen, que nous considérons comme de formation plus récente, sont mous et riches surtout en éléments cellulaires.

Rate. — Les tumeurs de la rate ne dépassent généralement pas le volume d'un pois. Chacune se compose d'une série de nodules assemblés les uns à côté des autres et séparés par du tissu splénique sain. Celui-ci est de couleur foncée, tandis que le tissu morbide se distingue par sa coloration rosée. On y retrouve le même tissu réticulé et les mêmes cellules lymphatiques que nous avons décrits dans les ganglions. Chacun de ces nodules élémentaires, privé de pigment, est enveloppé d'une couche de granulations pigmentaires foncées.

Ces petites tumeurs adhèrent très-peu au tissu sain et ont même de la tendance à s'en détacher sur les coupes durcies.

Foie. — Le tissu morbide se présente sous deux formes :

1o Sous forme de tumeurs bien nettement circonscrites, renfermant les éléments histologiques décrits plus haut. Au pourtour, le tissu conjonctif est notablement épaissi et forme une véritable capsule. En avançant vers le centre de la tumeur, on voit les faisceaux de cette capsule se séparer et contenir des groupes de cellules lymphatiques. Peu à peu, ces faisceaux s'éclaircissent, et l'on arrive au tissu réticulé.

Vers la limite des tumeurs, on trouve des traînées de cellules hépatiques en voie de dégénérescence graisseuse.

2o Sous forme de traînées. — Ici, plus de capsule. On trouve le tissu réticulé, accompagnant souvent un rameau vasculaire qu'il englobe. Il se perd dans le tissu sain, où il envoie des prolongements qui se réunissent quelquefois pour enfermer des groupes de cellules hépatiques devenues granulo-graisseuses.

Vertèbres. — Le tissu spongieux des vertèbres est infiltré de matières grisâtres. Traité par l'acide chromique, il s'est décalcifié, et nous a permis de faire des coupes.

Les trabécules osseuses renferment des ostéoplastes généralement transparents, et présentent une structère lamelleuse très-nette. Ces trabécules circonscrivent des mailles remplies de tissu lymphoïde analogue à celui de la rate, du foie et des ganglions.

Toutes ces pièces ont été présentées à la Socité anatomique.

Nous ferons ressortir les faits suivants :

1o L'examen clinique et le microscope nous ont montré que nous avons affaire à cette maladie bien connue, que Trousseau a appelée adénie, que nous appellerons lymphadénome.

2o Comme il arrive souvent, l'altération a débuté par le cou. Les ganglions de cette région se sont hypertrophiés les premiers, sans cause appréciable. Plus tard, l'altération, suivant une marche ascendante, a successivement envahi les ganglions du thorax et de l'abdomen.

3° Le tissu histologique des ganglions est allé se reproduire au loin dans la rate, le foie, la plèvre, et même dans les os.

Virchow, dans le 3° volume de son *Traité des tumeurs*, émet des doutes sur les productions lymphoïdes de la plèvre et de la rate. Cette petite lacune sera comblée par notre observation.

Malgré tant de graves lésions organiques, notre malade a conservé son embonpoint jusqu'au bout. C'est là un fait singulier qu'il est bon de noter.

5o Cette maladie est redoutable au premier chef. D'abord, parce qu'elle ne guérit pas. Quelques médications peuvent bien en arrêter pour un temps les progrès, mais l'amélioration qu'elles déterminent n'est jamais que passagère. Ensuite, parce qu'elle peut suivre son évolution complète et emporter celui qui en est atteint dans l'espace de quelques mois.

6o Nous ne terminerons pas sans faire remarquer que, pendant l'opération, la veine jugulaire interne est restée béante pendant près d'une demi-heure, sans que l'air y ait jamais pénétré; l'autopsie nous a montré que rien ne s'opposait à cette pénétration et que ni les veines, ni le cœur droit ne contenaient la moindre bulle d'air.

OBSERVATION XIV.

Communiquée par M. Trélat à la Société de chirurgie. 8 mai 1872.

Lympho-sarcomes. Je viens appeler l'attention de la Société sur un fait de généralisation de tumeur ganglionnaire qui n'est point l'adénie décrite par Trousseau. On a reconnu que ces lésions existaient avec ou sans leucocythémie. On s'est demandé ensuite s'il y avait derrière cette multiplication de ganglions malades un cancer primitif des ganglions, puis on a cherché si le mal était une hypertrophie, une hyperplasie ou un sarcome. Aujourd'hui, les exemples du même genre que l'observation que je vais vous soumettre sont déjà en nombre, témoin une récente observation de M. Lannelongue, publiée par M. Castiaux, et les faits antérieurs signalés par Virchow, dans son *Traité des tumeurs*. L'on voit d'abord apparaître une tumeur en un siége variable, principalement au cou, chez un individu robuste. On croit avoir affaire à une tumeur ganglionnaire simple, et on est exposé, en enlevant cette

<table><tr><td>Bergeron.</td><td style="text-align:right">6</td></tr></table>

tumeur, à faire une opération inutile et même dangereuse, car le corps est souvent garni de tumeurs semblables, et qui sont tout à fait analogues au sarcome.

Toutes les tumeurs ganglionnaires ne sont pas de cette nature. Il y a des adénoses locales, si l'on peut ainsi dire, et qui existent chez les scrofuleux, et il en est de même des adénites des tuberculeux.

De l'observation que je vous présente, je tire à l'avance cette conclusion, qu'il importe de résoudre cette question :[Doit-on, comme Trousseau, considérer ces engorgements ganglionnaires multiples qui ne sont ni de la scrofule, ni de la tuberculose, et les appeler l'adénie, ou bien les envisager comme une généralisation d'une tumeur sarcomateuse capable de s'étendre dans tous les points du système lymphatique? Pour moi, je considère que c'est là une grosse question à mettre à l'étude. En fait de tumeurs de ce genre nous sommes exposés à des opérations inutiles. Je dis inutiles parce que ces sortes de tumeurs se généralisent d'une façon latente. Il y avait, en effet, chez mon malade, bien que rien ne l'annonçat, des lymphadénomes dans la rate et le mésentère. Le mal se serait généralisé d'ailleurs très-probalement si mon malade n'avait point succombé pendant l'opération et par suite du chloroforme, ainsi que cela a semblé admis ici lorsque j'ai parlé antérieurement de ce malade.

Louis, 37 ans, ajusteur, entre le 21 septembre 1871 salle Saint-Gabriel, no 39, service de M. Trélat.

Cet homme est grand, vigoureux ; il a toujours eu une excellente santé.

Il y a deux ans, il s'aperçut de la présence de deux petites tumeurs, de la grosseur d'une petite noisette chacune, à l'angle droit de la mâchoire inférieure. Quoiqu'il ne ressentît aucune souffrance, il consulta néanmoins plusieurs médecins, qui lui prescrivirent des pommades et des tisanes. Le développement de ces tumeurs fut presque nul jusqu'au 1er janvier 1871. A partir de cette époque, elle prirent un accroissement considérable, tout en restant aussi indolentes que par le passé. Outre qu'elle augmentaient en volume, elle s'accroissaient en nombre, si bien qu'elle occupèrent bientôt toute la partie latérale droite du cou ; la déglutition fut entravée, mais la respiration s'effectua comme par devant.

Ce malade que nous avons interrogé à plusieurs reprises sur le début et la marche de sa tumeur, nous a toujours affirmé qu'il ignorait absolument la cause de son affection organique, et qu'il ne pouvait se rendre compte de son développement rapide à partir du 1er janvier dernier. A cette époque et pendant l'armistice qui eut lieu au mois de février suivant, il résidait à Rouen, où il faisait des éperons pour la cavalerie française. Il n'avait donc éprouvé ni privations, ni souffrances particulières, et n'avait eu aucune maladie récente ni aiguë ni chronique. Il n'avait aucune trace de scrofule présente ou passée et aucune marque de syphilis.

Voyant qu'il n'obtenait aucune amélioration au moyen des pommades qu'on lui avait conseillées, il s'adressa, dans le courant du mois de mars, à un médecin prussien qui l'engagea à se faire opérer. Effrayé, il se rendit à Paris au mois de juillet, et il alla à la consultation de l'hôpital Saint-Louis. Le chirurgien qu'il vit insista pour qu'il se soumît à une opération. Il s'y refusa ; mais, quelque temps après, s'apercevant de la présence d'une petite tumeur à la partie antéro-supérieure de la cuisse droite, juste en avant du droit antérieur, il se décida à entrer à l'hôpital de la Pitié.

Quelques jours après son admission dans le service, M. Trélat enleva la petite tumeur de la cuisse droite pour connaître histologiquement sa texture, car le malade ne s'en plaignait nullement. Au bout d'une semaine, la cicatrisation était effectuée.

Cette petite tumeur, grosse comme une demi-noisette, arrondie, régulière, un peu ferme, absolument sous-cutanée, recouverte par une peau normale, ressemblait à une tanne ou à un petit lipome. Elle attira notre attention en raison de son apparition récente, et son examen contribua singulièrement à établir le pronostic général.

C'est à ce moment que remonte le premier examen du sang du malade. Il fut de nouveau étudié plus tard, lors de l'ablation de la tumeur cervicale. Il ressort de ces deux examens qu'il n'y avait chez notre malade aucune trace de leucocythémie.

Elle occupe la partie supérieure droite de la région du cou, sans empiéter sur la face, elle remonte jusque vers la parotide et semble se prolonger au-dessous de la mâchoire inférieure. Néanmoins, le toucher par la bouche ne permet pas de constater de saillie sur les parois de cette cavité.

J'ajouterai que la tumeur ne s'avance pas tout à fait jusqu'à la ligne médiane du cou. En bas, elle ne dépasse pas le milieu du muscle sterno-cléido-mastoïdien. En un mot, elle semble complétement limitée aux ganglions lymphatiques sous-maxillaires. Cette

tumeur est globuleuse ; elle présente à sa surface plusieurs bosselures, elle n'est pas très-mobile et ne dépasse pas en profondeur le
plan superficiel des muscles du cou. Sa grosseur peut être comparée à celle d'une tête de fœtus à terme ; sa coloration rouge doit
être attribuée à la présence des cataplasmes qu'on place matin et
soir, des pommades qu'on y a appliquées et des examens répétés
auxquels le malade a été soumis. Sa consistance est inégale ; en
certains points, elle est manifestement fluctuante ; une ponction
exploratrice faite sur l'un de ces points donne issue à du sang noir
collecté au sommet de la tumeur (4 octobre). Partout ailleurs, elle
est dure. La pression, les mouvements imprimés en sens divers
ne déterminent pas la moindre souffrance. Les douleurs spon-
tanées sont nulles ; le malade n'éprouve qu'un peu de gêne dans
la mastication et la déglutition. On est obligé de le nourrir avec
de la bouillie et du vin ; aussi n'est-il pas étonnant qu'il ait maigri
depuis quelque temps. Néanmoins, l'état général est excellent ; le
malade se lève, se promène dans la cour ; il a pu être conduit rue
Saint-Martin, à la photographie des hôpitaux, la veille de son opération. L'examen des organes respiratoires et abdominaux n'offre
rien de spécial.

Prenant en considération la vigoureuse constitution du malade,
l'absence de toute diathèse, l'âge relativement avancé au moment
de l'apparition de la tumeur, le développement rapide de celle-ci,
son indolence absolue, son inertie comme phlegmasies consécutives
ou intercurrentes, la composition normale du sang, M. Trélat dia-
gnostiqua une hyperplasie ganglionnaire étrangère à la scrofule
et procédant avec une rapidité d'invasion qui, dans une certaine
mesure, la rapprochait des tumeurs malignes.

Les divers examens histologiques et la nécropsie établirent que
si cette manière de voir n'était pas toute la vérité, elle s'en rapprochait beaucoup ; de très-près sous le rapport du diagnostic, insuffi-
samment au point de vue du pronostic.

Si ce dernier avait été connu exactement, le chirurgien se serait
sans doute abstenu d'opérer ; mais, vu le diagnostic porté en présence du progrès de la tumeur, de la gêne fonctionnelle qu'elle
causait et de la volonté du malade, il se décida à en pratiquer
l'ablation.

Opération. 5 octobre. — Le malade a été anesthésié par le chloroforme. Une fois la résolution obtenue, le chirurgien fit une
incision qui, naissant à quelques centimètres de la symphyse du
menton, gagne le bord postérieur du muscle sterno-cléido-mas-

toïdien. La peau ayant été divisée avec soin dans toute la région occupée par la tumeur, le chirurgien procède à la dissection des ganglions sarcomateux ; il détruit avec ses doigts les adhérences solides qui existent avec l'angle de la mâchoire inférieure, arrache les prolongements qui gagnent la base du crâne et la région parotidienne ; enfin, il sépare la tumeur des muscles sterno-mastoïdiens et hyoïdiens. Cette ablation s'est effectuée sans trop de difficulté ; peu de sang a coulé ; quelques ligatures ont été jetées sur les petits vaisseaux ouverts. La plaie qui a été pratiquée est énorme ; au fond, on aperçoit nettement les battements de la carotide, qui soulève la jugulaire interne ; en haut, on voit l'angle de la mâchoire inférieure dénudé dans une certaine étendue ; en dehors, le sterno-mastoïdien qui est entièrement ménagé ; en dedans, le plan des muscles hyoïdiens intacts.

Examen de la pièce. — A la coupe, elle présente les colorations les plus diverses ; la plus grande partie est d'un blanc bleuâtre. Dans certaies endroits, elle est jaunâtre ; ailleurs, elle est d'un noir foncé. Semi-dure dans la majeure partie de sa masse, elle présente en un point, celui qui correspond à la ponction exploratrice, un magma sanguin qui disparaît sous le doigt, et qui se laisse entraîner par un filet d'eau.

En somme, cette tumeur semble manifestement constituée par agglomération d'une multitude de ganglions lymphatiques altérés.

On panse ensuite la plaie avec la liqueur de Pagliari, et le malade est porté dans son lit.

6 octobre. Pas de fièvre, point d'hémorrhagie.

Le 17. La plaie se cicatrise très-rapidement ; l'état général est bon.

Le 19. Apparition au fond de la solution de continuité d'une couche blanc grisâtre, qu'on cautérise avec une solution de perchlorure de fer.

Le 20. On aperçoit au voisinage de la plaie, sur le sterno-mastoïdien, une petite tumeur ganglionnaire très-mobile, ayant la grosseur d'une noisette, et complétement indolente.

Le 30. Elle augmente de volume très-rapidement. La vaste plaie de l'opération faite le 5 octobre est entièrement cicatrisée.

Le 15 novembre. Cette tumeur est grosse comme un marron d'Inde ; M. Trélat se promet de l'enlever le lendemain matin.

Le 16. L'opération fut exécutée à onze heures et demie du matin, après avoir préalablement endormi le malade par le chloroforme.

M. Trélat communiqua, dans la séance du 21 février dernier, les détails de cette opération et du terrible accident qui emporta le malade au commencement de son exécution. Il n'y a pas lieu de revenir sur ces faits.

OBSERVATION XV

Recueillie par M. E. Bourdon.

Pièces présentées à la Société anatomique le 19 janvier 1872. — Lympha-dénome du cou et sarcome du corps thyroïde.

Mlle A. S., âgée de 30 ans, lingère, demeurant à Vrigny (Orne), entre à l'hôpital Lariboisière, salle Sainte-Anne, n. 32, le 18 novembre 1871.

Elle a été réglée régulièrement à 19 ans, mais les époques étaient peu abondantes. Elle a toujours eu une bonne santé pendant son enfance, elle n'a pas eu de fièvre éruptive; à 15 ans elle eut une maladie dont elle ignore le nom, à la suite de laquelle elle perdit ses cheveux. Sa maladie a duré un mois, elle a été en convalescence à la campagne, elle n'a jamais eu d'enfant et ne tousse pas.

Il y a trois ans, elle s'aperçut de la présence d'une petite glande dure et mobile à la partie supérieure de la région sus-claviculaire gauche. Cette tumeur est restée stationnaire jusqu'au siége, mais à cette époque la malade souffrit beaucoup du froid et de la mauvaise alimentation. Une autre petite glande voisine de la première apparut en ce moment.

Depuis l'armistice, ces glandes ont beaucoup grossi, elles ne sont le siége d'aucune douleur, d'aucun élancement. La malade a parfois des douleurs de tête et quelques bourdonnements d'oreille; il n'y a pas de gonflement de la face ni du bras. La déglutation se fait très-bien.

Au moment de son entrée la malade jouit d'une assez bonne santé, elle a bon appetit, digère bien, ne tousse que depuis quelques jours et seulement un peu la nuit. L'aspect général de la malade est celui d'une personne délicate, mais non pas scrofuleuse; elle a assez bonne mine quoique le teint soit pâle.

La tumeur du cou est grosse comme le poing; elle est exactement située au-dessous de l'angle de la mâchoire gauche et s'étend depuis le côté gauche du larynx jusqu'au bord intérieur du trapèze, en longeant l'apophyse mastoïde. Elle va depuis le lobule de l'oreille jusqu'à deux travers de doigt au dessus de la clavicule, en laissant libre a partie inférieure et interne du creux sus-claviculaire.

La consistance de la tumeur est celle de l'hypertrophie ganglionnaire; elle est rarement fluctuante, elle est lobulée à contours antérieurs arrondis. Dans les autres points, les masses sont peu distinctes.

Au-dessous, dans le creux sus-claviculaire se trouve un ganglion gros comme une noisette, qui roule sous le doigt. Il n'y a pas de ganglion dans l'aisselle ni ailleurs. La tumeur est un peu mobile sur les parties profondes et recouverte d'une peau saine qui n'est pas adhérente à la tumeur. On ne remarque à sa surface aucune dilatation veineuse.

Les mouvements de déglutition ne se transmettent pas à la tumeur. La malade n'a en ce moment ni bourdonnements d'oreille ni maux de tête, ni douleur si ce n'est un peu dans l'épaule. La respiration est parfaitement libre et on n'entend aucun bruit anormal à l'auscultation.

Dans la gorge, la portion gauche du voile du palais est rouge ainsi que le pilier antérieur; l'amygdale du même côté est rongée par une ulcération blafarde à bords minces. Sur la ligne médiane de la voûte palatine on trouve une ulcération superficielle à bords sinueux taillés à pic et à fond grisâtre.

L'opération est pratiquée le 10 janvier 1872; M. Verneuil fait une incision verticale; des veines nombreuses sont ouvertes, on en lie les deux bouts, il y a un vaisseau veineux d'assez gros calibre qui est atteint.

Il fallut sectionner le sterno-mastoïdien transversalement; on trouve en dessous la masse ganglionnaire très-adhérente aux parties voisines profondes. En la retirant elle se déchire en laissant écouler un liquide puriforme.

Malgré tous les efforts faits pour énucléer la tumeur avec les doigts, car on ne peut songer, dans cette région, à employer le bistouri, il est impossible d'enlever toute la tumeur et il faut se contenter d'extirper quelques lobes seulement. On jette un fil très-fort sur la base de la tumeur et on sectionne au-dessus. Après avoir fait un nombre considérable de ligatures on arrose la plaie d'alcool et on la recouvre de charpie sèche.

Pendant l'opération on constate que le corps thyroïde est sain et qu'il ne fait pas partie de la tumeur.

Dans la journée qui suit, hémorrhagie; ligature de quelques

artérioles et application de quelques bourdonnets imbibés de perchlorure de fer, car il est impossible de lier tous les vaisseaux qui
donnaient du sang dans les anfractuosités de la plaie. La malade
éprouve beaucoup de difficulté pour avaler et pour tousser.

La nuit, nouvelle hémorrhagie arrêtée encore par le perchlorure
de fer.

Le jeudi, lendemain de l'opération, on applique sur la plaie
une vessie pleine de glace pour éviter le retour de l'hémorrhagie.
La malade avale de plus en plus difficilement. Deux jours après
on enlève la charpie placée au fond de la plaie, avec des caillots
sanguins et des lambeaux de tumeur qui y adhèrent. La plaie est
anfractueuse et il s'y forme des clapiers.

Le dimanche matin, 14, apparaît un délire léger, mais tran-
quille ; ce délire augmente dans la nuit, la malade se lève, se promène dans la salle, crie, se débat et il faut l'attacher dans son
lit.

Elle succombe le dimanche matin à cinq heures.

Autopsie.—Au cou, sous le sterno-mastoïdien sectionné se trouve
une masse plus volumineuse que le poing, recouverte de détritus
grisâtre et imbibée de pus fétide et de sang altéré par le perchlorure de fer. Elle s'étend depuis la parotide gauche qui est saine
et accolée à la tumeur et la glande sous-maxillaire qui est également saine jusqu'au trapèze auquel elle est très-adhérente aux
muscles et aux vaisseaux.

En dedans, l'œsophage, le larynx, la trachée et le corps thyroïde
ne sont pas englobés dans la tumeur ; il y a en arrière du pharynx et de l'œsophage une petite nappe de pus crémeux.

La tumeur comprend dans certains points des masses bien isolées dans une gangue de tissu conjonctif dense ; ces masses ont
un volume variable, elles sont grosses, les unes comme des noix
ou des marrons, les autres comme des pois ; les unes sont rosées
et demi-dures, d'une consistance charnue, présentant à la coupe
un pigmenté vasculaire, les autres sont complétement ramollies
et à la pression, elles se réduisent en un pus crémeux qui semble
contenu dans une coque fibreuse qui reste vide. Ailleurs, la tumeur a tout à fait l'aspect d'une éponge imbibée de pus et semble
formée par un stroma fibreux aréolaire.

La jugulaire externe a été coupée ; les deux bouts contiennent
du pus.

La jugulaire interne est absolument entourée par la tumeur et repoussée en avant de sa position normale. Elle a été coupée également pendant l'opération, et ses deux bouts ont été liés. L'inférieur contient un caillot et n'est pas trop altéré ; lo supérieur baigne dans le pus ; il contient un caillot fibrineux, grisâtre, médiocrement adhérent aux parois épaissies, grisâtres, infiltrées de pus sur une étendue de 2 centimètres environ. Ce caillot se prolonge jusque dans le sinus latéral, qu'il oblitère complétement sur une étendue de 3 centimètres ; il est adhérent, blanchâtre et assez résistant.

La carotide primitive est adhérente à la partie interne de la tumeur, qu'elle limite en dedans, mais dont on peut la séparer. Sa tunique externe est épaissie.

Le corps thyroïde est indépendant de la tumeur ; ses deux lobes ont leur forme et leur volume ordinaires ; le lobe droit est sain et présente une teinte rosée ; le gauche est plus dur et légèrement bosselé dans ses deux tiers supérieurs. Sur une coupe, on distingue nettement les différences de ses deux tiers supérieurs et de son tiers inférieur ; celui-ci est rosé, mou, élastique et normal ; la partie supérieure est blanche avec un piqueté vasculaire très-dur ; quoique ne laissant pas pénétrer l'ongle, il laisse suinter un suc lactescent très-abondant ; ce tissu ressemble toutefois à celui de certaines parties non suppurées de la tumeur ganglionnaire.

La trachée est saine. Sur les amygdales, le voile du palais, la muqueuse de la voûte palatine, on voit des traces d'ulcérations cicatrisées.

Le foie est sain, sauf en deux points ; au milieu de la face convexe du lobe droit et au milieu du bord tranchant du lobe gauche on trouve un petit îlot gros comme une lentille ; il est circulaire, à bords festonnés, un peu blanchâtres, bien nettement découpé dans le tissu sain du foie. Ces deux îlots sont formés par un tissu blanc grisâtre ayant la même consistance que le foie.

Examen microscopique et réflexions par L. Malassez. — Extrait des Bullet. Soc. anat.

L'examen a porté :

1º Sur un ganglion provenant de la masse ganglionnaire cervicale ;

2º Sur une portion de la tumeur du corps thyroïde ;

3º Sur une tumeur du foie.

Ganglion.

Le ganglion a la forme et le volume d'un petit œuf de pigeon. A la coupe, son tissu est homogène, de couleur blanc-jaunâtre, légèrement rosée. Il est de consistance presque fibreuse. Par la pression on fait sourdre un liquide lactescent, sous forme de petites gouttelettes, qui, se réunissant les unes aux autres, forment une couche liquide opalescente au-dessus de la coupe.

Ce liquide, examiné au microscope, contient un grand nombre d'éléments analogues aux cellules lymphatiques : cellules rondes, granuleuses ; pour la plupart à un seul noyau, et mesurant de 9 à 12 millimètres. On trouve un certain nombre de noyaux libres et une certaine quantité de granulations, soit libres, soit réunies en petites masses, le tout provenant probablement d'éléments détruits.

Sur des coupes minces, après durcissement dans l'acide picrique, on trouve, et cela, quelle que soit la partie de la tumeur examinée, un réticulum et des cellules incluses dans le réticulum.

Les cellules sont de tout point semblables à celles trouvées dans le liquide lactescent.

Le réticulum est très-mince, très-fragile, et présente des nœuds dont les uns sont fertiles, les autres stériles. De distance en distance on voit des travées assez épaisses de tissu conjonctif, formant comme des loges dans l'intérieur desquelles se trouve le tissu adénoïde. A la périphérie, ces travées sont plus abondantes, les loges lymphatiques plus petites ; enfin, tout à fait à la limite, on ne trouve plus que du tissu conjonctif disposé en faisceaux parallèles à la surface du ganglion, et ne contenant que quelques rares cellules.

En résumé, ce ganglion est atteint d'*hypertrophie hyperplasique*.

Tumeur du corps thyroïde.

Le tissu de cette tumeur a le même aspect que celui du ganglion ; cependant, il est un peu plus difficile d'en obtenir du suc. Sa structure est également semblable : réticulum et cellules lymphatiques.

On ne retrouve en aucun point de la tumeur le tissu normal de la glande.

Cette tumeur est donc un *lymphadénome.*

Tumeur du foie. Elle a la forme et le volume d'un petit pois ; son tissu est gris rosé, un peu jaunâtre et tranche sur le brun du foie. Le passage de l'un à l'autre est assez brusque.

La structure est encore la même que celle de la tumeur du corps thyroïde.

C'est donc encore un *lymphadénome*.

Sur les limites de la tumeur on trouve, comme pour les ganglions du cou, une proportion plus considérable de tissu conjonctif, puis, dans les parties du foie circonvoisines, une hyperplasie du tissu conjonctif interlobulaire, lequel enserre les lobules hépatiques qui s'atrophient.

Si donc on a bien constaté que la tumeur est en voie de développement, et si on veut bien admettre que la tumeur naît de la même façon qu'elle se développe, on peut dire que la tumeur prend son point de départ dans le tissu interlobulaire, qu'elle est précédée par une hyperplasie du tissu conjonctif interstitiel détruisant le tissu hépatique, et que c'est dans ce tissu conjonctif de nouvelle formation que se développe le tissu lymphatique.

Nous avons donc en somme une tumeur ganglionnaire probablement primitive et qui est une hypertrophie ganglionnaire; deux tumeurs, l'une dans la glande thyroïde, l'autre dans la glande hépatique probablement] secondaires toutes les deux, et qui sont des lymphadénomes. Ensemble qui se rapporte complétement à l'anatomie pathologique de l'adénie ou mieux de la *lymphadénie*.

Mais, en examinant la partie du foie qui entourait le lymphadénome hépatique et paraissait normale, j'ai remarqué dans un certain nombre de lobules, des trainées de globules blancs allant de la périphérie du lobule à son centre, s'anastomosant entre elles, et divisant ainsi le lobule en un certain nombre de groupes de cellules hépatiques; de plus, entre quelques lobules, de petits amas de globules blancs. En un mot, ces lésions toutes spéciales décrites par Ranvier dans le foie des leucémiques.

Etait-ce un cas de leucémie? Le sang n'avait pas été examiné pendant la vie; une ressource restait; c'était d'examiner sur les préparations les coupes des vaisseaux dans lesquels les éléments étaient restés en place; or, il fut facile de constater au milieu des globules rouges une quantité assez considérable de globules blancs. Donc, il y avait eu *leucémie*.

Faut-il pour cela répudier notre premier diagnostic lymphadénie? — Oui, si l'on admet avec Trousseau et Bonfils que la lymphadénie et la leucémie sont deux maladies appartenant à des genres nosologiques différents, — Non, si avec Isambert, Potain,

Cornil et Ranvier, on est d'avis que ces deux mots ne désignent qu'une seule et même maladie, la lymphadénie, s'accompagnant ou ne s'accompagnant pas de leucémie ; la présence des leucocytes étant alors un phénomène tout secondaire.

Je partage tout à fait cette dernière manière de voir ; je vais même plus loin, et pense qu'on doit encore faire rentrer dans la lymphadénie, ces cas dits de lymphosarcome dans lesquels on trouve point de départ dans les ganglions ; mêmes tumeurs secondaires dans le foie et la rate ; structure, sinon semblable, du moins très analogue ; nous y constatons en effet même reticulum, les cellules lymphatiques seules sont remplacées en totalité ou en partie par des cellules beaucoup plus volumineuses, à un ou plusieurs gros noyaux, à nucléoles brillants. On dirait des cellules de carcinome.

Eh bien, cette différence me paraît d'importance secondaire tandis qu'on conçoit facilement que le processus morbide puisse porter, soit également sur tous les éléments constitutifs du tissu ganglionnaire, soit davantage sur l'un ou l'autre de ces éléments.

Dans le cas actuel toutes les parties paraissent également frappées. — Dans celui que M. Castiaux a présenté à la société il y a peu de temps, M. Ranvier a constaté que le reticulum était très hypertrophié. — Enfin dans le cas de M. Trélat, il semblerait que les larges cellules qui sont appliquées contre le reticulum soient entrées, en voie de prolifération.

Observations du 4e groupe.

(Cas de leucocythémie.)

OBSERVATION XVI

Reeueillie par M. Valtat, interne du service.

Rivière Louis, ferblantier, âgé de 46 ans, entre le 21 décembre 1871, dans le service de M. Panas, à l'hôpital Saint Louis, salle sainte Marthe n° 3, pour une tumeur volumineuse qu'il porte dans la gorge depuis trois mois et demi environ.

Jusqu'à cette époque il a toujours joui d'une bonne santé, et dans sa famille il ne connaît rien qui de près ou de loin ressemble à sa maladie.

Le début de cette dernière s'annonce par un sentiment de gêne dans la gorge, marqué surtout pendant la déglutition ; en même temps, l'ouïe s'affaiblissait à gauche, et la région parotidienne de ce côté était le siége d'une tuméfaction notable ; — en se regardant dans une glace, il vît que son amygdale gauche était grosse et un peu rouge. Un médecin qu'il consulta lui fit des insufflations d'une poudre blanche, mais sans résultat. — Son affection fit des progrès rapides. Le gonflement de la région parotidienne, envahit bientôt toute la moitié gauche du cou, et, au bout de trois mois, la tumeur de l'amygdale avait acquis un tel développement, que l'isthme du gosier était obstrué presque complétement.

La déglutition devint alors très-pénible; la voix, nasonnée au début, s'affaiblit de jour en jour et bientôt il ne put qu'articuler des sons voilés et inintelligibles. — En même temps survint un écoulement continuel de salive par la bouche entr'ouverte et un amaigrissement rapide. C'est alors que le malade se présenta à l'hôpital. A son entrée on constate, outre une maigreur très-accusée, une décoloration complète des téguments, dont la blancheur mate, transparente, rappelle l'aspect de la cire vierge. — La moitié gauche du cou, surtout au niveau de la région parotidienne, est le siége d'une tumeur énorme, multilobée, de consistance élastique. La peau très-amincie, en certains points, est violacée et adhérente. L'amygdale du même côté est remplacée par une masse considérable de tissu grisâtre, très-friable, identique, comme aspect, à la substance grise cérébrale ; cette tumeur repousse très-fortement le voile du palais en avant et descend assez bas dans le pharynx, pour qu'avec le doigt on ne puisse atteindre sa limite. Ajoutons que jamais elle n'a donné lieu au moindre écoulement de sang, et que les douleurs y sont peu marquées, même au toucher.

Le 11 janvier 1872, une opération partielle est pratiquée dans le but de soulager le malade dont la respiration est devenue très-pénible; — la tumeur ne résistant pas aux pinces, est morcelée avec les doigts, et une quantité assez notable, du tissu morbide est enlevée du pharynx.

Le lendemain, le malade garde le lit, il a de la fièvre et des douleurs assez vives dans la gorge ; le cou est le siége d'une tuméfaction considérable, en même temps que d'une rougeur assez vive. Cet état dure quelques jours, et le 20 janvier apparaît un point fluctuent qui est incisé et donne issue à une grande quantité de pus épais et rougeâtre.

Peu après je fis l'examen de la tumeur, qui m'avait été confiée, et je pensai qu'il s'agissait d'un lymphadénome j'eus recours d'ailleurs à l'extrême obligeance de M. Ranvier à qui je soumis de nombreuses préparations, et le savant maître confirma ce résultat (voir plus loin le détail de cet examen).

L'exploration du système lymphatique fut faite alors avec soin et permit de constater les particularités suivantes : de chaque côté, surtout à gauche, les ganglions inguinaux sont le siége d'une tuméfaction notable, indolente, que n'explique d'ailleurs aucun état local; le malade en effet, n'a pas d'ulcération à la verge, et il n'a jamais eu en fait de maladie vénérienne, qu'une chaudepisse il y a quinze ans. Les ganglions lombaires sont pris aussi, et la palpation permet de reconnaître un empâtement très-manifeste dans cette région. Dans l'aisselle gauche il existe un ganglion tuméfié, mutilé et indolent, du volume d'une noix. Enfin la rate, qui dépasse en bas les fausses côtes de trois travers de doigt, forme une masse à grand axe dirigé de haut en bas et de dehors en dedans, et mesurant 18 centimètres dans ce sens, sur 12 centimètres de diamètre transversal. D'ailleurs la percussion à ce niveau ne cause aucune douleur. Le foie paraît plus petit que d'habitude. Enfin les urines sont normales, et la vue est bonne. L'examen microscopique révèle dans le sang la présence d'un nombre assez considérable de globules blancs, 50 à 70, dans le champ du microscope avec un grossissement de 280.

Le 6 février, une nouvelle exploration permet de constater que la rate a diminué beaucoup et qu'elle a repris ses dimensions normales; en outre, les ganglions inguinaux sont à peine sensibles; malgré cette amélioration apparente, dans l'état local, le malade s'affaiblit de jour en jour, et reste confiné au lit.

Le 8 février, une nouvelle opération partielle est pratiquée, et une notable portion de la tumeur pharyngienne est enlevée avec les doigts; mais le soulagement qu'elle procure est de courte durée. Bientôt la respiration et la déglutition sont de nouveaux gênées; et la tumeur du cou s'ulcère en plusieurs points qui donnent issue à un liquide sanieux et fétide.

Le 8 avril, dans la nuit, le malade est pris de suffocation, et le lendemain, à cinq heures du matin, la trachéotomie est pratiquée d'urgence.

10 avril. On constate des signes évidents de compression du genre sympathique. La pupille gauche est très-resserrée, l'ouverture palpérbale du même côté est sensiblement diminuée; enfin il existe une congestion peu marquée, mais non douteuse, de la conjonctive.

La respiration se fait assez facilement, grâce à la canule. Le malade, affaibli au dernier point, reste immobile dans son lit, plongé dans une sorte de torpeur.

20 avril et jours suivants. Il rejette par la canule une grande quantité de mucosités filantes. Tous les jours la tumeur du cou augmente et s'ulcère davantage. Il survient alors de la diarrhée; des eschares se montrent au sacrum et aux trochanters, et le malheureux tombe dans le dernier degré du marasme.

12 mai. Nouvel examen du sang aussi concluant que le premier; peut-être même les globules blancs ont-ils augmenté. On en compte de 60 à 80 dans le champ du microscope (280 ronges.).

Les fragments de cette tumeur, après avoir séjourné deux jours dans l'alcool, sont plongés dans une solution très-faible d'acide chromique, où ils se durcissent rapidement.

Des coupes fines sont alors pratiquées dans tous les sens, puis colorées par la solution ammoniacale de carmin, traitées par l'acide acétique et conservées dans la glycérine.

L'examen microscopique y décèle la présence d'un tissu réticulé, dont les mailles sont remplies de cellules rondes lymphatiques. Ce réticulum, que l'on voit très-nettement sur les bords des préparations, et mieux encore sur des coupes traitées par le pinceau, prend naissance sur les parois des capillaires qui contiennent de nombreux leucocythes acusés par le carmin. Il est très-net et paraît plus épais qu'à l'état normal.

Les cellules qui remplissent les mailles sont rondes à un noyau, et mesurent de 8 à 9 millimètres pour la plupart; à côté de ces dernières, on voit quelques cellules de dimension plus considérable et mesurant de 10 à 15 millième de millimètre.

Quant aux capillaires, ils sont très-nombreux; ils apparaissent avec des parois très-larges et contiennent, comme cela a été dit plus haut, des globules blancs en grand nombre. Ajoutons que sur plusieurs préparations on retrouve la muqueuse tapissant la tumeur, et ne présentant d'ailleurs aucune particularité.

Les quelques détails qui précèdent justifient pleinement la définition de lymphadénome appliqué à cette tumeur.

Elle représente en effet le type parfait du tissu lymphatique. Une seule production pourrait être confondue avec elle : c'est le lymphadéno-sarcome.

Il n'est pas inutile, à ce propos, de rappeler que certains auteurs regardent comme très-difficile, sinon impossible, la distinction *anatomique* de ces deux espèces.

Quoiqu'il en soit, c'est seulement avec un lymphadéno-sarcôme, mou que l'on pourrait confondre avec une tumeur.

Or, la multiplicité des éléments cellulaires, sont des signes qui nous semblent suffisants pour séparer le limpho-sarcôme mou, du produit qui nous occupe.

Ajoutons, du reste, que pour le cas particulier, la présence dans les capillaires, de nombreux leucocytes, suffit à elle seule pour lever tous les doutes.

OBSERVATION XVII

Hypertrophie des ganglions lymphatiques et de la rate ; globulins nombreux dans le sang. (Nicaise, *Gazette médic.* 1866.)

OBS. I. — B. J..., âgé de 51 ans, marchand bimbelotier, entre le 6 juillet 1863, à l'hôpital de la Charité, dans le service de M. Pelletan, salle Saint-Michel, 34.

ANTÉCÉDENTS. — Vacciné ; il eut dans son enfance de petites tumeurs ganglionnaires sur la partie latérale gauche du cou. Cet homme est resté en Afrique de 1837 à 1849, et pendant son séjour il fut atteint à plusieurs reprises de *fièvres intermitentes*, en 1837, 1839, 1842 ; en outre, cette dernière année, il eut un scorbut assez grIve et perdit la plupart des dents de la mâchoire supérieure ; en 1845, à la suite d'un coup de feu, il perdit le bras gauche par suite de l'amputation devenue nécessaire.

En 1859, uréthrite sans complication. Le malade n'accuse pas d'autres accidents vénériens. Il est d'une contitution assez bonne, sans maigreur ; seulement le teint est pâle, décoloré.

Depuis huit mois, B... voit apparaître des tumeurs en divers points du corps ; elles ont une marche progressive ; le ventre a augmenté un peu de volume, est devenu dur.

TUMEURS GANGLIONNAIRES. — Le 9 juillet, notre malade porte dans les deux aines des tumeurs ganglionnaires dont le développement fut assez rapide, et qui ont aujourd'hui le volume d'un gros œuf de poule.

Dans l'aisselle droite, tumeur du volume d'une noix ; une semblable, plus petite, dans l'aisselle gauche.

Les ganglions du cou sont également malades ; les ganglions sous-maxillaires, médians et latéraux sont augmentés de volume, surtout à droite (ces derniers depuis dix mois); il en est de même des ganglions sous-occipitaux gauches. Sur les parties latérales du cou, il y a des tumeurs nombreuses du volume d'une noisette, qui forment des cordons noueux et jusqu'à la circonférence supérieure de la poitrine, où elles se continuent sans doute avec les ganglions bronchiques.

Ces tumeurs ne sont jamais douloureuses et n'augmentent pas sensiblement depuis deux mois.

En pressant sur l'abdomen, on constate la présence de ganglions mésentériques hypertrophiés.

Foie. En mesurant l'étendue verticale de la matité dans l'hypochondre droit, on trouve au niveau de la ligne axillaire 16 centimètres ; sur la ligne mamillaire, 12 centimètres, sur la ligne sternale, 7 centimètres.

En comparant ces chiffres à ceux que donne Frerichs pour l'état normal (1), on reconnut que le foie est sensiblement hypertrophié, surtout dans son lobe droit.

Rate. Ses dimensions sont considérables ; sur la ligne axillaire, elle mesure en hauteur 15 centimètres ; sur la ligne mamillaire, 15 centimètres. En dedans, la rate n'est distante de la ligne blanche que de trois centimètres environ. En haut, la matité commence au niveau d'une ligne horizontale passant à 9 centimètres et demi au-dessous du mamelon, et existe en arrière jusque près des gouttières vertébrales. En bas, la ligne horizontale qui limite la matité passe à 1 centimètre et demi au-dsssous de l'ombilic. La rate a environ 20 centimètres dans son diamètre transverse ; elle forme une tumeur dure, résistante, dont on sent très-bien les limites dans l'abdomen.

La matité précordiale ne dépasse pas la ligne du mamelon gauche ; elle mesure 7 centimètres de long sur 9 de hauteur.

Le malade a en outre un purigo général.

Le ventre est tendu, non douloureux.

Absence de douleurs aussi dans l'hypochondre droit ; seulement le malade éprouve une sensation de constriction dans l'abdomen depuis deux mois à deux mois et demi ; il lui semble qu'il a trop mangé ; il y a une sensation de pesanteur au niveau de l'estomac. L'appétit est conservé, la digestion se fait assez bien ; les selles sont normales, à part quelques diarrhées légères, auxquelles le malade est sujet depuis plusieurs années. Dans ces derniers mois, cette diarrhée ne prit pas une plus grande gravité.

Rien du côté de la poitrine ; dans les inspirations forcées, le

______

(1) Frerichs, *Traité du mal du foie*, p.

Bergeron.   7

malade éprouve dans la région splénique une douleur qu'il compare à une piqûre.

Depuis cinq à six jours, il est survenu de l'œdème des membres inférieurs. Les urines ne présentent aucune trace d'albumine.

Jamais d'hémorrhagie ; en résumé, l'état général est bon.

22 juillet. B..., a moins d'appétit, il éprouve de la soif depuis quelques jours ; douleur légère à la pression, au niveau de la rate.

Le 24. L'examen microscopique du sang est fait avec le plus grand soin. Les globules blancs sont rares ; il y en a cependant quelques-uns de plus que dans le sang d'un individu sain ; leur examen n'offre rien de particulier. Mais ce qui frappe surtout, c'est un nombre considérable de petits corpuscules sphériques, analogues à ceux que l'on décrit sous le nom de *globulins ;* ils sont isolés et bien distincts.

Le 26. L'œdème des membres inférieurs augmente, il gagne les bourses, la verge ; l'urine renferme beaucoup d'urates.

Le sang offre au microscope les mêmes caractères que lors du premier examen ; les globules blancs sont très-rares et paraissent ce jour moins nombreux qu'à l'état normal.

Les jours suivants l'état du malade s'améliore un peu, l'œdème diminue. B... est soumis à un traitement tonique bien institué par M. Pelletan, et le 16 septembre il part pour l'asile de Vincennes. Le sang, à chaque examen, a toujours présenté les mêmes caractères.

Sortant de Vincennes, le malade rentre dans le service de M. Pelletan. le 30 septembre 1863.

Il est à-peu près toujours dans le même temps.

L'œdème des membres et des bourses a augmenté.

4 octobre. Il survient sur le front un léger gonflement blanchâtre qui gagne le cuir chevelu et le nez.

L'appétit est à peine diminué, pas de fièvre.

(Ipécacuanha, fécule sur la rougeur; sinapismes).

Le troisième jour cet érysipèle avait disparu.

Le 10. Rougeur érysipélateuse sur la pommette droite, limitée par un bord sensible au doigt, gonflement, derme épaissi ; la rougeur s'étend irrégulièrement, en laissant derrière elle en d'autres points une desquamation légère.

Le 16. La rougeur a disparu de la pommette, le nez ; il n'y a plus qu'un peu de gonflement pâle, en avant de l'oreille droite. Pendant cette seconde poussée érysipélateuse, on ne fit que des frictions avec l'huile d'amande douces.

Le 24. La rate a beaucoup augmenté de volume ; elle mesure 21 centimètres dans son diamètre oblique.

Les ganglons inguinaux sont un peu plus développés. L'œdème est un peu moindre sur les membres, il est plus dur sur les bourses.

28 novembre. Troisième poussée érysipélateuse sur la joue droite, limitée par un rebord saillant ; elle s'étend sur le nez. Pas de douleurs à la pression, seulement quelques démangeaisons. Pas de céphalalgie, peau chaude, pouls plus fréquent ; langue bonne, un peu d'appétit.

1er décembre. L'érysipèle a disparu à droite, pour occuper la joue gauche ; fièvre légère, perte d'appétit, état général assez bon. Au bout de quelques jours, guérison de l'érysipèle.

M. Pelletan continue un traitement tonique, quinquina, iodure de potassium, sulfate de quinine.

Le sang, examiné plusieurs fois, est toujours le même.

Le 31, L'état général est moins bon. Le malade est affaibli. Les diverses tumeurs sont plus volumineuses.

Il n'y a ni diarrhée, ni hémorrhagie.

Je dois à l'obligeance de mon collègue, M. Dodeuil, les renseiments qui suivent et achèvent l'observation.

Dans les premiers jours de 1864, l'état du malade n'a pas changé, puis il survint de la dyspnée.

D'abord légère, elle a augmenté graduellement, et fut attribuée à la compression exercée par les ganglions bronchiques hypertrophiés. Le malade ne cessait pas de se lever pendant une grande partie de la journée.

Le 1er février, il est mort brusquement dans un accès de suffocation.

L'autopsie n'a pu être faite.

Observations du 5e groupe.

CAS D'ABÉNIE

OBSERVATION XVIII
Clinique Trde ousseau, t. III, p. 559, 2e édit.

Le vendredi 20 février 1863, j'étais consulté dans mon cabinet par une jeune femme de 23 ans, affectée d'une hypertrophie ganglionnaire généralisée. Cette dame, encore bien portante à cette époque, n'était pas d'un tempérament lymphatique; son teint était assez animé; elle avait les yeux brillants, et si l'attention n'eût été réveillée par la présence de ganglions sous-maxillaires volumineux, on eût été bien éloigné de croire que cette dame portât une altération organique grave.

Dans l'enfance point de maladie scrofuleuse, jamais de glandes suppurées, point de coryza chronique; plus tard, jamais d'angine herpétique, point de maux d'yeux persistants. Toujours bien réglée, cette jeune femme, mariée à 19 ans, a deux enfants bien portants eux-mêmes. Nous manquons de renseignements sur les antécédents de famille; cependant le père et la mère de cette jeune femme vivent et se portent bien.

Quoi qu'il en soit, il y a neuf mois environ, c'est-à-dire vers le troisième ou quatrième mois de sa grossesse, Mme X... s'aperçut qu'elle avait de petites tumeurs sous les aines et sous les aisselles. En l'espace de quinze jours, ces tumeurs ganglionnaires acquéraient un volume assez notable, et d'autres ganglions s'hypertrophiaient ainsi sous l'angle de la mâchoire dans la région occipito-cervicale, etc., etc. L'attention de MM. Henrot et Landouzy (de Reims) fut éveillée par une hypertrophie ganglionnaire si généralisée et si rapide dans sa marche. Aussi pensèrent-ils que la toux dont se plaignait Mme X... pouvait être la conséquence d'une hypertrophie analogue des ganglions bronchiques. Mme X... accoucha heureusement, et, après son accouchement, on reconnut qu'il existait dans les fosses iliaques et dans la région sacro-lombaire des masses ganglionnaires volumineuses. Aujourd'hui, nous constatons une hypertrophie ganglionnaire généralisée; les ganglions occipitaux, sous-maxillaires, cervicaux, les ganglions inguinaux épithrochléens, poplités et axillaires, ont acquis un tel volume, que plusieurs d'entre eux ont la grosseur d'un œuf de pigeon ou même de poule. En plongeant les doigts en arrière de l'arcade de Fallope, de chaque côté on sent une chaîne ganglionnaire qui s'enfonce profondément; le palper fait reconnaître aussi une augmentation considérable de la rate. Jamais, chez cette jeune femme, il n'y eut de fièvre intermittente ni de fièvre hectique; la santé, nous insistons sur ce point, est toujours restée et est encore parfaite.

Il était important de savoir si l'analyse microscopique du sang démontrerait la présence en excès de globules blancs ou de globulins. Je priai M. le D' Dumontpallier de faire cet examen, et je transcris ici la note qu'il m'a remise :

Deux gouttelettes de sang obtenues par une piqûre du médius de la main gauche, examinées à un grossissement de 360 diamètres, n'ont présenté que de très-rares globules blancs, trois ou quatre perdus au milieu d'un grand nombre rouges de globules d'aspect normal, les uns isolés les autres empilés, imbriqués les uns sur les autres à contour parfaitement net; il est remarquable que dans ces deux préparations nous n'avons point rencontré de globules. »

Il existait, avons-nous dit, une petite toux sèche. Jamais cependant il n'y avait eu d'hémoptysie. La respiration était normale à gauche, mais à droite il y avait un peu de souffle à l'expiration et quelques râles humides; point de matité notable dans le sommet des poumons. Le cœur était sain; il n'y avait point de souffle dans les vaisseaux de cou, point d'œdème des extrémités. L'appétit était conservé, les digestions faciles, la nutrition paraissait normale. Il n'y avait pas eu d'amaigrissement sensible. Le sommeil était bon, la gaieté conservée et Mme X n'eut point pensé à se plaindre, si elle n'eût été tourmentée du développement des tumeurs ganglionnaires.

Observation du 6ᵉ groupe.

LYMPHOSARCOME PRIMITIF.

OBSERVATION XIX

Recueillie par M. E. Bourdon, qui présente les pièces à la société anatomique le 21 juin 1872. Cancer primitif des ganglions du cou. Opération par M. le professeur Verneuil, malade en voie de guérison.

Au commencement du mois de juin 1872, entre dans le service de M. Verneuil, salle Saint-Augustin n° 24, Louis Martineau, âgé de 39 ans, domestique, pour se faire traiter d'une volumineuse tumeur du cou.

Cet homme, qui a presque toujours habité la campagne, a le teint hâlé, il est bien musclé, fort et vigoureux; bref, d'une bonne constitution apparente.

Il a perdu son père et sa mère, quand il avait 18 ans; l'un est mort d'une fièvre cérébrale, l'autre de phthisie pulmonaire.

Jusqu'à l'âge de 10 à 12 ans, il était assez délicat; il a eu des croûtes et des boutons dans les cheveux ; mais il n'a eu ni abcès froids, ni glandes, ni écoulement d'oreilles ni maux d'yeux. Il n'était pas non plus sujet à s'enrhumer. Il n'y a donc aucun antécédent de scrofule. Il n'a jamais eu non plus de douleurs rhumatismales ; les bruits du cœur sont sains. Il n'a jamais eu de maladies vénériennes ; il est, du reste marié depuis 14 ans ; il a un enfant de 12 ans qui est très-bien portant.

Il se souvient d'avoir eu, vers l'âge de 11 ans, la fièvre typhoïde et il y a un an, la variole. Cette dernière maladie n'a nullement influencé la marche de l'affection actuelle.

Début. Il y a six ans, il s'aperçut que, juste au niveau de la glande sous-maxillaire gauche, apparaissait une petite tumeur grosse comme la moitié d'une noisette ; elle était dure, indolente et roulait aisément sous le doigt. Cette tumeur augmenta progressivement sans retentir aucunement sur l'état général et en restant toujours sans douleur.

Le malade ne reconnaît aucune espèce de cause qui ait pu provoquer cette affection.

Notre n° 24 a de très-belles dents, une seule est gâtée, mais elle se trouve à la mâchoire supérieure droite ; il remarque seulement que c'est après des douleurs dont cette dent était le siége que la tumeur a débuté de l'autre côté.

Les oreilles sont saines, le malade n'en a jamais souffert, les fosses nasales sont intactes; le pharynx est normal, la déglutition se fait bien ; aucun point malade ne se présente qui puisse être regardé comme le point de départ de l'adénite.

Aujourd'hui, nous constatons au-dessous de la branche horizontale gauche de la mâchoire inférieure, une tumeur grosse comme la moitié du poing. Elle ne s'avance pas jusqu'à la ligne médiane en avant, mais elle déborde en arrière l'angle de la mâchoire d'au moins trois travers de doigt. Elle descend en bas jusqu'à la partie moyenne du cou, et se trouve bridée en haut par le sterno-mastoïdien.

Cette tumeur est dure, offre une consistance analogue aux tumeurs fibreuses ; elle semble formée de deux lobes, dont le principal est en avant. On ne trouve aucun point fluctuant, aucune adhérence ne maintient la peau contre la tumeur, elles glissent facilement l'une sur l'autre. La surface cutanée a sa coloration normale. La tumeur est mobile latéralement, mais de haut en bas, il est un peu plus difficile de la déplacer sur les parties profondes. Soit spontanément, soit au toucher simple, soit à la pression forte, la tumeur reste indolente.

La respiration, la déglutition s'exécutent normalement.

Les pupilles sont égales et bien mobiles. La face n'est point œdématiée.

On ne trouve aucune trace d'engorgement ganglionnaire, ni dans le creux sus-claviculaire, ni dans aucune partie du corps.

Ajoutons que l'état général est excellent, que le malade n'a nullement maigri, que ses forces sont parfaitement conservées. Seulement cette tumeur le gêne, lui déplaît beaucoup, et il sollicite vivement d'en être débarrassé.

Le 19 juin, M. Verneuil procède à l'extirpation de la manière suivante :

Il fait une incision horizontale de la peau et malgré la mobilité que nous avions cru constater, la tumeur est très-adhérente à la face profonde du derme. Le derme est détaché, et la tumeur se présente comme enkystée, limitée par une sorte de coque fibreuse très-dure. Il faut sectionner une partie des fibres du sterno-mastoïdien pour découvrir en arrière la tumeur qui s'enfonçait au-dessous de lui. On isole ensuite la tumeur par arrachement, mais il est impossible de la détacher de la glande sous-maxillaire par ce moyen, et il faut réséquer une partie de la glande pour séparer la tumeur en ce point. En essayant de détacher la tumeur des vaisseaux, la jugulaire interne est déchirée en deux points et on la lie immédiatement. L'opération est donc laborieuse, mais elle s'achève ; le malade perd une notable quantité de sang, et il faut faire un grand nombre de ligatures.

Au fond de la plaie on voit la jugulaire interne qui vient d'être liée, la carotide primitive près de son point de bifurcation et la carotide externe croisée par le nerf grand hypoglosse.

On panse la plaie avec de la charpie imbibée d'eau phéniquée appliquée sur de la tarlatane placée directement dans la plaie afin de pouvoir plus facilement renouveler la charpie.

La tumeur est formée d'un tissu blanc, lardacé, fibrineux, tacheté de quelques points jaunâtres, criant sous le scalpel et présentant exactement les caractères du squirrhe du sein dit napiforme. Nous la comparons à une tumeur de ce genre et nous ne voyons pas de différence. A la pression il sort un suc laiteux caractéristique, qu'on obtient aussi par le râclement à l'aide du scalpel.

La pièce qui nous a été remise par M. Bourdon, était une tumeur du volume d'une mandarine, entourée d'une capsule qui la limitait de toutes part. Son aspect est gris-jaunâtre, ferme au toucher, criant sous le scapel, donnant un suc lactescent au grattage.

Examiné au microscope par M. Thadéon, ce suc renfermait un grand nombre de noyaux de forme différente, ovalaires ou arrondis, munis d'un nucléole brillant. L'addition d'une goutte de picro-carminate d'ammoniaque, étendue d'un liquide neutre, tel que le liquide de Muller, faisait ressortir autour des noyaux un protoplasma, parsemé de granulations très-fines, de sorte que l'on avait affaire à de grandes cellules avec noyaux et nucléoles.

La pièce, après avoir séjourné successivement dans le liquide de Muller, la gomme et l'alcool, était convenablemement durcie. On put alors pratiquer des coupes dans tous les sens, dans le but de bien étudier la texture de la tumeur.

Les coupes colorées par le picro-carminate et mises dans la glycérine, montraient un tissu composé de loges, d'alvéoles, limitées par des travées assez épaisses de tissu fibreux. Ces alvéoles de dimensions variables, (0^{mm} 08 à 0^{mm}), de forme irrégulière, étaient remplies des mêmes éléments que l'on avait retrouvés dans le suc ; ces éléments y étaient accumulés sans ordre.

Nulle part on n'a trouvé trace du tissu qui a servi de matrice à la tumeur. Il est donc impossible de rien dire sur le développement histologique de cette dernière.

Mais on peut affirmer, d'après les caractères que nous avons donnés, qu'il s'agissait d'un cancer alvéolaire.

Observations du 7ᵉ groupe.

(CANCER PRIMITIF DES GANGLIONS.)

Observation XX.

Sarcôme des ganglions lymphatiques du cou. — Cautérisation interstitielle. — Destruction incomplète du mal. — Amélioration. — Récidive locale prompte. --- Tentative d'extirpation. — Accidentss généraux. — Tuméfaction énorme du foie. — Mort rapide. — L'examen microscopique révèle tardivement la véritable nature de la tumeur.

Observation (communiquée par M. le professeur Verneuil.)

M. C..., vingt ans, petite taille, constitution faible, pâleur de visage, anémie très-prononcée, cependant actif, énergique, jamais souffrant, vient de Californie pour se faire opérer d'une volumineuse tumeur siégeant sur la partie latérale gauche du cou.

Le début du mal remonte à une époque très-éloignée ; vers l'âge de 12 ans, on constatait au niveau de la mâchoire plusieurs petites glandes isolées, superficielles, roulant sous la peau. L'enfance avait été maladive, le sujet passait pour lymphatique. On administre les préparations toniques et iodurées sous toutes les formes, mais sans rien obtenir. Les glandes persistèrent, s'accrurent même un peu et se réunirent en une seule masse qui, à la vérité, ne proéminait pas beaucoup.

A 18 ans, M. C... partit pour la Californie comme employé dans une maison de commerce. Il habitait le bord de la mer et prit de nombreux bains à la plage. La tumeur fit des progrès sensibles ; tous les fondants et tous les résolutifs connus furent employés mais en vain. C'est alors que vivement préoccupé de l'accroissement continu de son mal et de l'impuissance de la thérapeutique, M. C... revint en France pour se soumettre à une opération radicale.

Nous constatons l'état suivant : La région latérale gauche du cou est occupée par une tumeur arrondie, du volume d'une orange, dont le centre correspond à l'angle de la mâchoire, et qui s'étend de là à la région parotidienne et à la région sous-maxillaire et s'enfonce profondément sous le muscle sterno-mastoïdien [qu'elle soulève fortement et dont elle déborde même le bord postérieur, l'une au niveau des ganglions sons-maxillaires, les deux autres plus haut, sur les bords antérieur et postérieur du muscle sterno-mastoïdien. Contre mon attente, elles ne donnèrent issue ni à du pus, ni à de la matière tuberculeuse ramollie, mais bien à une pulpe molle d'un gris rougeâtre qui s'écrasait facilement. Je pus par la pression et l'introduction du doigt, en entraîner une assez notable quantité, environ 40 à 45 grammes. J'introduisis dans les cavités ainsi formées le cautère olivaire, et, tout en prenant mes précautions pour ménager les organes importants de la région, je pratiquai dans les trois foyers une énergique cautérisation. J'établis d'ailleurs entre elles une communication large pour assurer l'issue facile du pus. — Charpie sèche dans les cavités, pansement à l'eau alcoolisée. Tout se passa très-bien dans les premiers jours ; l'inflammation locale fut assez vive, mais la réaction générale fut presque nulle. Les eschares se détachèrent en une semaine et laissèrent une plaie anfractueuse, mais recouverte de bourgeons luxuriants et du plus bel aspect.

L'appétit, le sommeil reviennent bientôt et le malade qui n'avait été incommodé que par de la gêne dans la déglutition, et les mouvements du cou, put bientôt se lever pendant quelques heures chaque jour.

Mes prévisions avaient été cependant trompées en un point : le travail de résolution périphérique et d'affaissement sur lequel je comptais fit entièrement défaut. Le pont cutané que j'avais laissé entre l'incision sous-maxillaire et l'incision répondant à l'angle de la mâchoire s'était détruit. Une large ouverture conduisait donc l'œil et le doigt dans une vaste cavité creusée au centre de la tumeur. Or, les parois épaissies de cette caverne restaient fermes et résistantes sans la moindre tendance à l'affaissement. Le fond de l'excavation, de son côté, semblait tapissé par une couche de tissus indurés, comme calleux.

Divers topiques furent appliqués, et nous crûmes même utile de cautériser soit avec l'acide chromique, soit avec le caustique Filhos, ce tissu dont la résolution se faisait attendre.

Au bout d'un certain temps, les choses se modifièrent, la plaie se rétrécit dans tous les sens, la plaie postérieure se ferma, et la cavité centrale commença à se combler.

Nous pensions toucher au but. Mais bientôt, lorsque la suppuration commença à se tarir, la périphérie se gonfla, se souleva, s'arrondit, et il fut évident que de nouvelles glandes, ou peut-être celles qu'avait épargnées la cautérisation, s'hypertrophiaient de nouveau.

Cette marche m'inquiétait ; je résolus donc cette fois de tenter une extirpation plus complète.

Le 5 décembre, je rouvris avec le bistouri la cicatrice qui était presque close, et prolongeai l'incision du côté de la région sous-maxillaire où la masse nouvelle proéminait davantage. Je pus avec le doigt et des instruments, mousses, énucléer en ce point deux ganglions volumineux, mais bien distincts et comme enkystés ; mais partout ailleurs l'isolement fut impossible et je dus me contenter d'enlever le plus possible de la masse morbide et de boucher le reste avec le cautère actuel. Au niveau de la genèse des vaisseaux carotidiens, l'ablation fut nécessairement incomplète ; il m'était impossible de reconnaître les vaisseaux au milieu des tissus hypertrophiés et ramollis qui tapissaient le fond de la plaie ; et je n'osai naturellement pas appliquer le cautère avec trop d'énergie. Je dus donc m'arrêter dans cette région périlleuse. En réunissant les débris de la tumeur et les deux ganglions, on arrivait à en former une du volume d'une pomme. Ce tissu était rougeâtre, friable, mou, tout à fait analogue aux tumeurs fibro-plastiques nucléaires ou au sarcôme. Je soupçonnai dès ce moment la nature maligne de la maladie.

La plaie fut remplie mollement de charpie alcoolisée, et on appliqua comme pansement, des compresses imbibées d'un mélange d'alcool camphré et d'acide phénique au 1000ᵒ. Bien qu'aucun vaisseau important n'eût été ouvert, l'hémorrhagie en nappe fournie par la déchirure du tissu morbide avait été assez notable.

Les trois premiers jours se passèrent assez bien, mais le 8, apparaissent du côté de l'abdomen des phénomènes très-violents : vomissement, ballonnement excessif du ventre avec sensibilité très-vive au toucher et constipation. Fièvre intense, soif vive, langue sèche, teinte ictérique, subdélirium continu. La suppuration se tarit, et la tuméfaction disparaît rapidement du pourtour de la plaie. Une petite hémorrhagie se montre, elle est heureusement arrêtée sans difficultés. On administre un purgatif, et le sulfate de quinine.

L'état grave persiste, je vois le malade le 9, au soir.

Le ballonnement du ventre a diminué, et il est facile alors de constater une énorme tuméfaction du foie. Cet organe soulève fortement les dernières côtes et remonte dans la poitrine au-dessus du mamelon, et atteint en bas le niveau de l'ombilic. Il est ferme au toucher, à surface lisse et indolent autant qu'on en peut juger, le malade étant dans un état demi-comateux. Ce gonflement est certainement de date récente, jamais aucun symptôme n'avait paru de ce côté ; l'appétit était conservé et les digestions bonnes avant la dernière opération. Pendant le cours de celle-ci, et pour surveiller la chloroformisation, l'épigastre et les hypochondres avaient été largement mis à nu, de sorte qu'une tuméfaction tant soit peu notable du foie eût été remarquée.

Il est cependant vraisemblable que la glande hépatique recélait depuis un certain temps un dépôt secondaire de tissu morbide qui s'est rapidement accru pendant les derniers jours et a provoqué une congestion considérable de l'organe.

Les autres viscères, poumons, rate et reins ne fournissaient aucun symptôme pathologique.

La mort survint dans la nuit suivante.

L'autopsie n'a pas été faite.

Après l'opération, je confiai des fragments de la tumeur à deux jeunes médecins s'occupant d'histologie pathologique. Tous deux me répondirent dans le même sens, et, sans connaître la marche clinique, m'annoncèrent qu'il s'agissait d'une production maligne.

Lors de ma visite du 9, je savais que j'avais affaire à un sarcôme ganglionnaire. J'ai à me reprocher de n'avoir point examiné au microscope la matière pulpeuse extraite des ponctions lors de la première opération ; j'aurais dès ce moment rectifié mon diagnostic, et modifié mon plan opératoire. Je n'aurais point employé la cautérisation qui ne pouvait me donner aucun résultat, et j'aurais tenté l'extirpation. En cas de récidive, je n'aurais pas entrepris une seconde opération, et j'aurais laissé mon malade mourir tranquillement.

A cette époque, je ne connaissais pas comme maintenant la marche lente et insidieuse de ces maladies, et, me fondant sur les antécédents, sur la durée du mal, sur l'indolence absolue, et sur l'intégrité des grandes fonctions, j'avais porté le diagnostic d'endénopathie scrofuleuse, et agi en conséquence.

Observation XXI

Tumeur épithéliale de la région carotidienne droite. — Début probable par les ganglions. — Perforation du pharynx. — Hémorrhagie. — Mort. — Par Kalindéro, interne des hôpitaux. (Bulletins de la société anatomique, tome X, 2ᵐᵉ serie; p. 273).

Hémoir, peintre en voitures, âgé de 48 ans, entre à l'hôpital Saint-Antoine, service de M. Broca, salle Saint-Barnabé n° 2, le 20 mars 1865 ; il nous affirme être d'une bonne santé ordinaire; pas d'antécédents héréditaires; père mort l'année dernière asthmatique ; la mère vit encore; pas de syphilis ni de scrofules, tempément lymphatico-nerveux; rien d'appréciable du côté des autres organes qui puisse nous mettre sur la voie du diagnostic de la maladie actuelle. Il nous affirme que sa maladie a débuté vers le commencement de décembre de l'année dernière par une petite *glande* siégeant en avant du sterno-mastoïdien droit (expression employée par le Dʳ Letellier), elle était roulante, et de la grosseur d'une petite noix. Le 15 décembre, il consulte le Dʳ Letellier qui la trouve augmentée de volume et même soulevée par des battements artériels; il diagnostique *glande*.

Celle-ci augmente de jour en jour, de manière à atteindre le
le volume du poing; en outre, des accidents inflammatoires se
déclarent, et, vers le 15 janvier, le Dr Letellier lui fait deux incisions qui laissent écouler du sang, du pus, et de la matière gru-
meleuse, comme tuberculeuse. La tumeur faisant de nouveaux
progrès, le malade entre aujourd'hui 20 mars à l'hôpital, dans le
service de M. Broca. A l'examen on constate:

Tumeur énorme qui a 12 centimètres d'étendue horizontale sur
11 centimètres d'étendue verticale. Elle occupe toute la région
mastoïdienne, une grande partie du creux sus-claviculaire, la
région carotidienne droite, et même la région trachélienne, de manière à repousser le larynx et la trachée qui se trouvent ainsi dé-
viés à gauche, et sur le prolongement d'une ligne verticale partant
de l'angle gauche de la mâchoire inférieure; en outre, ces organes
sont tordus sur leur axe vertical, de manière que leur face antérieure regarde en dehors; disons de suite que, malgré cette déviation, le malade ne présente par d'altération de la voix ni de la
parole, mais il éprouve de la dyspnée et de la dysphagie: cette
tumeur a des racines profondes, quoique cependant on puisse la
mouvoir en masse; elle s'étend du côté de la colonne vertébrale,
et fait saillie à la face postérieure du pharynx, ce qu'on constate
facilement par le toucher buccal; elle est dure, d'une dureté élastique, égale, et sans saillies manifestes; elle fait pour ainsi dire
corps avec les tissus du cou qui sont englobés par elle. La peau
qui la recouvre est rouge, ulcérée dans certains endroits, ouverte
artificiellement dans certaines autres, et laisse écouler par ces
ouvertures un pus mal lié, granuleux, comme de la matière tuberculeuse. Cette tumeur offre à sa surface des parties ramollies;
elle n'est point réductible, n'offre ni battements, ni bruits de
souffle. L'état général est mauvais; amaigrissement, pâleur ané-
mique; pas d'altération caractéristique de la peau. Les conjoncti-
ves sont pâles, légèrement jaunâtres. Le microscope a fait voir
dans les quelques parties enlevées à la surface de la tumeur, ainsi
que dans le pus des corpuscules ganglionnaires, avec de la matière
amorphe et des corps fusiformes; enfin des éléments du tissu
lamineux. Avec ces renseignements, quel doit être le diagnostic?
Est-ce une tumeur cancéreuse? Des ganglions tuberculeux?
Ou bien n'avons-nous pas affaire à une infiltration purulente des
tissus du cou et des ganglions? En raison du siége de la tumeur,
en raison de l'état général qui devient de plus en plus mauvais en
raison de l'étendue des racines de la tumeur, il peut se faire que

nous ayons là, suivant M. Bauchet (remplaçant M. Broca), une tumeur cancéreuse occupant primitivement les ganglions carotidiens ; il peut se faire que nous ayons en outre de la matière tuberculeuse, et que les deux éléments soient associés.

Le 8 avril, le malade était le matin à la visite comme à l'ordinaire ; mais deux heures après, il fut pris d'une hémorrhagie foudroyante se faisant par la plaie et la bouche. La mort a été presque instantanée.

A l'autopsie, on a constaté : pas de tumeur à proprement parler distincte du cou ; ce qui lui en donnait l'apparence, était l'infiltration de pus et de matière sanieuse dans le tissu cellulaire intermusculaire, et entre les vaisseaux ; les muscles sont pâles, altérés, comme macérés. Le tissu cellulaire du cou, et celui qui entoure les vaisseaux a complétement disparu pour faire place à une matière purulente, d'une odeur infecte. Ramollissement, ulcération suivie de perforation du pharynx (partie inférieure et au niveau du bord supérieur droit du cartilarge thyroïde). La veine jugulaire interne est complétement divisée ; la carotide primitive est ulcérée sur un des côtés et perforée immédiatement au-dessus de la naissance de la thyroïdienne supérieure.

Les nerfs ne paraissent pas altérés ; enfin l'examen microscopique fait par M. Cornil a démontré que la tumeur était formée par une matière très-ramollie et très-riche en suc laiteux. Ce suc contient comme élément prédominant des noyaux ovoïdes assez volumineux et des cellules épithéliales pavimenteuses, assez grandes ; beaucoup de ces cellules pavimenteuses sont cornées et aplaties comme celles de l'épiderme superficiel. On trouve en outre un grand nombre de globules épidermiques à couches concentriques. Il n'y a pas de partie solide ni demi-solide composée de tissu nouveau. Tout est ramolli, et les éléments précédents existent dans le liquide ; disons enfin que les quelques ganglions qui restent à la partie postérieure et inférieure de la trachée, sont tuméfiés et ont le volume d'une aveline, mais ne sont pas dégénérés.

En résumé, cette observation nous démontre :

1. Que cette tumeur est formée par les parties molles du cou, altérées, infiltrées par une matière sanieuse, purulente, et non constituées par une masse distincte ;

2. Qu'elle est constituée par des éléments épithéliaux faisant penser à un *epithelioma* qui se serait ultérieurement ramolli.

3. Quant à l'origine de la dégénérescence, il est impossible de la déterminer.

4. Enfin, la perforation du pharynx, l'ulcération et la division des vaisseaux du cou prouvent suffisamment que ces derniers ne sont pas toujours respectés par les tumeurs de nature épithéliale.

Voici le résumé de la discussion :

M. Giraldès. On sait que c'est un des caractères des tumeurs ganglionnaires ramollies, de perforer les vaisseaux. J'ai présent à la mémoire un fait analogue. On amène à un chirurgien un malade présentant dans la même région des caractères analogues. Le chirurgien plonge un bistouri dans la tumeur: il sort un jet de sang. On fait la ligature de la carotide ; le malade succombe, et on reconnait l'existence d'une tumeur ganglionnaire qui avait perforé le vaisseau et qui s'était fait une poche dans laquelle le bistouri avait plongé. On a rencontré bon nombre de ces faits de perforation par ramollissement ganglionnaire.

M. Houel. Ou cette tumeur était un cancer, ou c'était un abcès. Si M. Bauchet a ouvert la tumeur, c'est qu'il n'y a pas reconnu les caractères d'un cancer. D'ailleurs il est sorti du pus. On sait que les artères résistent au cancer, tandis que le; veines se laissent perforer. Les artères au contraire ne résistent pas aux tumeurs ganglionnaires. Il est donc probable qu'ici c'était à un abcès et non à un cancer que l'on avait affaire.

M. Kalindero. L'examen microscopique qui a été fait par M. Cornil démontre la nature cancéreuse de la tumeur.

M. Ed. Cruveilhier. J'ai assisté à l'opération; il est sorti du pus mal lié et en petite quantité.

M. Parmentier. La déviation de la trachée et du larynx plaide en faveur d'un cancer. Jamais dans les abcès on n'a signalé de semblable déviation.

M. Cornil. Les doutes émis sur la nature de la tumeur ne peuvent être fondés d'après l'examen microscopique. Il y avait, il est vrai du liquide dans une poche ramollie. Mais ce liquide était formé par des cellules épithéliales énormes à petit noyau rappelant les cellules pavimenteuses de la couche. Il en existait d'autres plus petites, et un grand nombre de petits corps granuleux, formés d'agglomération de cellules. Il ne pouvait donc y avoir de doutes sur l'existence d'une tumeur épithéliale. Ce n'est pas d'ailleurs le premier cas dans lequel on a reconnu que du liquide puriforme était formé par des cellules épithéliales. Dans certaines régions, c'est presque le caractère habituel, dans les trompes utérines, par exemple.

Observation XXII

Squirrhe primitif des ganglions cervicaux. — Extirpation. — Mort quelques
mois après par cachexie cancéreuse.

Communiquée par M. le professeur Verneuil.

Une jeune femme d'une bonne constitution et ayant joui toujours
d'une santé satisfaisante jusqu'à l'âge de 28 ans, vint me consulter
vers la fin de l'été 1868, pour des engorgements ganglionnaires
siégeant au côté droit du cou. Les tumeurs n'étaient pas bien volumineuses mais assez multipliées; les unes siégeant à la partie
moyenne de la région, reposaieient sur les vaisseaux carotidiens;
elles formaient deux lobes juxtaposés ayant chacun le volume
d'un œuf de pigeon ; les autres plus petites ayant la dimension
d'une noisette ou d'une merise étaient épaisses çà et là sous la
peau de l'angle maxillaire et du creux sus-claviculaire.

Cette jeune femme, artiste dramatique d'un de nos petis théâ-
tres, était surtout préoccupée de la difformité, aussi avait-elle
commencé le traitement dès le début du mal, qui remontait à moins
d'un an.

Lors de mon examen, je crus reconnaître une adénopathie stru-
meuse bien que les muqueuses céphaliques fussent saines. En tout
cas, la multiplicité, l'isolement, la dissémination, le petit volume,
la dureté des glandes, distinguaient ce cas de ceux que j'avais pu
rapporter jusqu'alors à l'hypertrophie rebelle et idiopathique des
ganglions cervicaux.

L'état général n'était pas très-bon. Mme X... était sans emploi;
elle avait des chagrins d'autre nature, et n'ayant en rien bénéficié
des traitements, employés jusqu'alors, elle voyait sa carrière perdue
par une atteinte irrémédiable, suivant elle, à des avantages physiques
dont sa profession d'artiste avait besoin. Une syphilis antérieure
n'était pas invraisemblable. La chloroanémie coexistant, la saison
était propice, et l'essai m'ayant réussi chez la malade d'une observation précédente, j'engageai Mme X... à passer deux mois au bord
de la mer.

Elle s'y rendit et parut d'abord s'en bien trouver. La santé générale se raffermit, et les tumeurs semblaient diminuer un peu.
Cette amélioration ne fut pas de longue durée, l'hiver arriva et
avec lui l'aggravation progressive du mal. Les deux lobes princi-

paux acquirent le volume d'une grosse noix et devinrent le siége de quelques douleurs. Résolue à tout pour se débarrasser de cette affection, Mme X... réclama avec insistance une opération que je pratiquai au printemps de 1869.

J'incisai la peau restée saine sur le bord du sterno-mastoïdien et ce muscle écarté en dehors, j'arrivai sur la tumeur qui siégeait dans la gaîne des vaisseaux. Comme dans l'opération de M. M... je fus obligé de dénuder largement l'artère carotide et la veine jugulaire interne. Les adhérences étaient heureusement assez faibles, aussi ces tumeurs furent-elles respectées. Les suites de l'observation furent très-bénignes et la plaie marcha assez rapidement à la guérison. La malade quitta l'hôpital avant la fin de la cicatrisation pour aller à la campagne. Je la revis deux mois après ; la plaie était fermée, mais les autres ganglions commençaient à croître, quelques glandes nouvelles apparaissent jusque dans le creux sus-claviculaire du côté opposé. La malade était pâle, amaigrie et toussait un peu. Elle se proposait de retourner au bord de la mer pour se refaire. Je ne l'en détournai pas, bien que convaincu que le cas était désespéré. J'appris que l'état général s'était de plus en plus aggravé et que, dans le courant de l'hiver, Mme X... avait succombé dans un état de cachexie profonde et avec toutes les apparences de la phthisie pulmonaire. Suivant toute vraisemblance, la maladie s'était généralisée et avait formé des dépôts secondaires dans les poumons.

Avant et pendant l'opération, j'avais noté l'extrême dureté de la tumeur. Les petits ganglions épais offraient le même caractère. La tumeur enlevée fut aussitôt mise à la coupe ; elle rappelait exactement l'aspect du squirrhe, et je fis remarquer aux assistants que, si on présentait la pièce à un anatomo-pathologiste sans lui indiquer la provenance, il n'hésiterait pas à croire qu'il a sous les yeux un cancer dur de la mamelle ; c'était, en effet, le type du tissu squirrheux avec sa trame dure, résistant au tranchant du bistouri, ses tractus fibreux entrecroisés et ses petits amas de matière jaunâtre disséminés çà et là dans la gangue solide.

L'examen microscopique ne fut pas fait, mais je n'hésitai pas à qualifier cette tumeur de carcinome, parce que j'ai retrouvé maintenant la même apparence dans ma tumeur ganglionnaire dont je donnerai tout à l'heure l'observation et qui a été reconnue carcinomateuse par mon interne M. Thaon et par son éminent maître M. le Dr Ranvier.

Observation du 8° groupe.

Hypértrophie ganglionnaire simple.

Observation XXIII

Lymphadénome du cou d'une dimension énorme. — Extirpation. Guérison
constatée six ans après.

Communiquée par M. le professeur Verneuil.

En 1864, un étudiant en médecine vint un jour me prier d'examiner, avec mon regretté collègue Follin, un de ses amis atteint depuis plusieurs années d'une tumeur de la partie latérale droite du cou.

X..., âgé de 25 ans environ, était de petite taille, mais d'une rare vigueur; tempérament sanguin, système musculaire herculéen; jamais le moindre trouble dans la santé générale.

Tout le côté droit du cou, depuis l'apophyse mastoïde jusqu'à la clavicule, et depuis le bord postérieur de la mâchoire jusqu'au trapèze, était occupé par une tumeur énorme, bosselée, dure, à peine mobile, et distendant la peau, sans toutefois l'attirer ni y adhérer intimement. Cette tumeur s'était développée lentement, sans avoir jamais été modifiée par les moyens thérapeutiques usités en pareil cas.

Elle déterminait une gêne extrême dans les mouvements du cou, et sans être, à proprement parler, douloureuse, elle déterminait cependant des souffrances de voisinage dues sans doute à la compression et à la distension des filets nerveux de la région.

Elle était manifestement de nature ganglionnaire. La partie gauche du cou, les aisselles, les urines, étaient exemptes de toute adénopathie. On ne pouvait donc songer à cette adénie, que Trousseau allait décrire, et dont on commençait à signaler d'assez nombreux cas.

Le patient, extrêmement résolu, et fatigué de l'insuccès du traitement employé jusqu'alors réclamait l'opération, dont il connaissait tous les dangers, mais qu'il considérait comme une suprême ressource.

Effrayés de la gravité des cas, nous résolûmes, Follin et moi, de présenter le malade à la Société de chirurgie pour avoir un conseil.

A la presque unanimité, nos collègues nous dissuadèrent de tenter l'opération, qui leur paraissait trop téméraire, et à peu près impraticable.

Nous annonçâmes au patient cette décision, avec les formes usi-
tées en pareil cas, et en nous efforçant de lui faire croire que de
nouveaux essais thérapeutiques triompheraient du mal.

Notre réponse fut écoutée sans émotion apparente; mais, le soir
même, X... alla trouver son ami l'étudiant en médecine, et lui
déclara qu'il n'était pas dupe de nos dires; qu'en conséquence, si
la chirurgie ne pouvait rien pour lui, il était absolument résolu à
se brûler la cervelle, ne pouvant attendre patiemment l'issue na-
turelle de son affection.

Nous fûmes informés le lendemain de ce fait par notre jeune
confrère, qui nous affirma qu'avec le caractère énergique de son
ami, le projet serait très-certainement et très-prochainement mis
à exécution.

Nous pensâmes alors qu'il était inhumain de refuser à ce cou-
rageux garçon la planche de salut; et comme le mal était purement local, que d'ailleurs l'extirpation, quoique promettant d'être
laborieuse et très-dangereuse par ses suites, nous paraissait cependant praticable, nous nous décidâmes à l'entreprendre.

X... entra à l'hôpital du Midi, dont Follin était alors chirurgien, et fut opéré quelques jours plus tard.

La peau, intacte, comme nous l'avons dit, fut largement divisée
par une incision cruciale; les quatre lambeaux disséqués mirent
à nu la masse ganglionnaire, en partie recouverte par le sterno-
mastoïdien soulevé et étalé; ce muscle fut divisé en travers dans
la plus grande partie de son diamètre transversal. Les ganglions,
en nombre considérable, bien qu'intimement accolés, avaient cependant conservé une certaine indépendance; on put donc les
enlever un à un par énucléation et par arrachement, de sorte qu'à
l'exception de la veine jugulaire externe, des branches superficielles du plexus cervical, du nerf spinal et du muscle sterno-
mastoïdien, aucun organe essentiel ne fut lésé. Les vaisseaux carotidiens et la veine jugulaire interne n'adhéraient pas à la tumeur;
ils ne coururent donc aucun risque. Je n'évalue pas à moins d'une
vingtaine le nombre des ganglions gros ou petits qui furent ainsi
extirpés. On réséqua avec les ciseaux et l'on étreignit avec des
ligatures les débris de tissu fibreux formant les enveloppes des
ganglions; après quoi l'énorme plaie fut remplie de charpie sèche,
sur laquelle on ramena, sans tenter de les réunir, les quatre lambeaux cutanés. La perte de sang avait été médiocre, eu égard à
l'étendue de la plaie et à la durée aussi grande de l'opération.

Les suites furent simples; aucun accident ne survint. Au bout d'un mois à peine, le patient rentrait chez lui pour achever la cicatrisation, qui fut complète au bout de trois mois. La santé générale fut à peine ébranlée par cette formidable opération. Au bout d'un an, la guérison ne s'était pas démentie, aussi chirurgiens et malade s'applaudirent de leur courage.

Au commencement de 1870, je fus arrêté sur le boulevard Magenta par un homme robuste et bien dispos qui surveillait les travaux d'une maison en construction et portant de longs cheveux tombant sur les épaules.

Tout d'abord, je ne le reconnus pas ; mais lorsqu'il souleva sa longue chevelure, me montra son cou sillonné de cicatrices et me parla de son sauveur Follin, je me rappelai l'opéré de 1864. Il m'apprit que depuis sa guérison il n'avait jamais éprouvé le moindre malaise, qu'il était marié, père de famille, et fort heureux dans ses petites affaires. Les cicatrices n'étaient ni douloureuses ni gênantes ; le cou exécutait tous les mouvements ; en un mot, la guérison était aussi complète que possible.

Il est utile d'ajouter que l'examen microscopique des ganglions enlevés avait été fait par Follin et par moi. Les glandes étaient régulièrement amplifiées, sans avoir perdu leur forme ovoïde ; le tissu était homogène, ferme, ou plutôt élastique, d'un rose pâle, rappelant l'apparence des tumeurs fibro-plastiques. Les éléments fusiformes constituaient la majeure partie de la masse, aussi avais-je qualifié la production du nom de *fibrome mou des ganglions lymphatiques.*

<h3 style="text-align:center">Observation XXIV</h3>

Lymphadénome axiliaire et cervical. — Extirpation successive. — Guérison temporaire prolongée. — Mort d'une maladie accidentelle six ans après la première opération.

Communiquée par M. Verneuil.

Nous en résumerons rapidement les points qui n'ont pas un rapport direct avec notre sujet.

M. M... 55 ans, maître boucher, d'une constitution athlétique, d'une santé excellente, que troublaient de temps à autre un érysipèle partant d'ulcérations variqueuses de la jambe droite et quelques douleurs rhumatismales, vint me consulter au commencement de 1866 pour une tumeur énorme, occupant l'aisselle droite. Le mal avait débuté deux ou trois ans auparavant sans cause appré-

ciable et avait acquis le volume de la tête d'un jeune enfant.
M. Verneuil en fit l'extirpation; la guérison fut radicale. L'examen de cette tumeur montra qu'elle siégeait dans les ganglions
lymphatiques de l'aisselle, et ne présentait pas les éléments vrais
du cancer. Au moment où j'examinai M. M... pour la première
fois, je remarquai au cou, et du même côté droit, une tumeur
ovoïde, régulière, du volume d'un gros œuf de pigeon, indolente,
mobile, sans changement de couleur à la peau ni adhérence, et
qui offrait tous les caractères d'un ganglion hypertrophié. Elle siégeait au niveau de la partie moyenne du bord antérieur du muscle
sterno-mastoïdien, et paraissait assez superficielle. Cette tumeur
était antérieure à celle de l'aisselle, et datait au moins de quatre ans.
Elle ne déterminait et n'avait jamais déterminé le moindre trouble. Aussi le malade ne s'en préoccupait nullement. La présence
de cette seconde tumeur ne parut pas aux consultants (MM. Denon-
Villiers et Richet), une contre indication à l'opération de la masse
axillaire. On agita seulement la question de son ablation immédiate. Mais celle-ci fut rejetée.

Or, à peine la plaie de l'aisselle était-elle cicatrisée depuis quelques semaines, que la glande cervicale commença à grossir. Je
prescrivis les badigeonnages iodés, l'iodure de potassium à l'intérieur, mais sans le moindre succès. La tumeur était toujours indolente, mais ses progrès était si sensibles qu'au bout de neuf
mois (un an après la première opération), elle avait acquis les dimensions d'un gros œuf de dinde, et faisait au cou une saillie
considérable, sans avoir perdu toutefois ses caractères primitifs
d'indolence, de mobilité et de bénignité.

Je proposai une opération nouvelle qui ne fut acceptée qu'après
plusieurs ajournements. Je croyais ne rencontrer aucune difficulté : le mal paraissait situé immédiatement sous la peau. Mais
lorsque la tumeur fut dénudée, je m'aperçus qu'elle s'enfonçait
sous le muscle sterno-mastoïdien distendu, et que sa face profonde reposait directement sur les vaisseaux carotidiens dont il
avait fallu même inciser la gaîne. Ayant renversé la tumeur en
avant, et me servant d'instruments mousses conduits avec une
extrême lenteur, je parvins à la détacher de la veine jugulaire interne sans blesser celle-ci. Puis j'agis de même pour la carotide
primitive, ce qui fut plus aisé; enfin la tumeur entière resta dans
ma main. C'était la première fois que je manœuvrais dans cette
région redoutable, et je puis avouer que mon émotion était grande.
J'avais sous mon instrument une veine jugulaire énorme qui sui-

vait les mouvements d'inspiration ou d'expiration, s'affaissait brusquement jusqu'à devenir presque invisible, et se distendait aussi subitement, pour prendre le volume du pouce d'un adulte. Par bonheur, elle n'adhérait que faiblement à la tumeur, aussi puis-je la dénuder dans l'étendue de 6 centimètres environ, tout en respectant la couche de tissu conjonctif qui l'enveloppait d'une manière immédiate. La carotide primitive était découverte dans une pareille mesure, mais bien doublée de tissu cellulaire. Les suites furent encore plus simples que la première fois ; aucun trouble ne se montra du côté de la circulation cérébrale. La plaie fut mollement remplie de charpie sèche et se cicatrisa sans accidents, en moins de deux mois.

La tumeur était constituée par la réunion intime de trois ganglions qui semblaient au premier abord enveloppés d'une tunique fibreuse commune. Le tissu, assez mou, homogène, d'un blanc rosé, rappelait à l'œil nu celui des tumeurs fibroplastiques nucléaires. C'était encore le classique encéphaloïde en voie de ramollissement ; au reste mêmes éléments que dans les parties les moins altérées de la tumeur axillaire.

La guérison obtenue, je crus devoir prendre des précautions contre l'apparition de tumeurs nouvelles. Guidé par des idées théoriques qu'il serait trop long de développer ici, je fis appliquer du côté droit un cautère au niveau de l'insertion du deltoïde et prescrivis à l'intérieur l'arséniate de soude à la dose de 1 centigramme par jour.

Aussitôt terminé l'extirpation de la tumeur, j'avais exploré avec attention la gaîne des vaisseaux pour y rechercher d'autres ganglions suspects. Le groupe de ces ganglions comprend d'ordinaire un nombre assez considérable de glandes agglomérées ou échelonnées. Je n'avais rien trouvé. Pendant quelque temps, je fus un peu inquiet en constatant une induration marquée autour de la cicatrice de la plaie, mais finalement tout finit par se résoudre, et là encore la guérison resta parfaite.

Cependant quelques mois à peine s'étaient écoulés que nos alarmes s'éveillaient à nouveau. Le cautère était gênant ; il avait été le point de départ d'un érysipèle très-grave ayant duré près de vingt jours. M. M... l'avait supprimé et prenait l'arsenic fort irrégulièrement.

Le lieu de la cicatrice au cou se tuméfia, et un ganglion apparut immédiatement en arrière de l'angle de la mâchoire. Le cautère fut rétabli, l'arsenic rigoureusement ingéré, des cataplasmes furent appliqués sur la cicatrice du cou, et la teinture d'iode sur le nouveau ganglion.

Au bout de 15 jours la tuméfaction du cou avait disparu, et le petit ganglion supérieur était à peine perceptible.

Cependant vers la fin de 1868, il se gonfla de nouveau et acquit le volume d'une amande ; un érysipèle survint, parti encore du cautère et s'étendit au cou. Le ganglion se tuméfia beaucoup et finit par suppurer ; après quoi tout rentra dans l'ordre, et il ne resta qu'une légère induration au niveau de l'abcès.

En 1869, nouvelle tuméfaction en ce point, tumeur douloureuse du volume d'une noix qui s'ouvre, laisse échapper encore quelques grammes de pus et se résout après en grande partie.

En 1870, apparition dans le triangle sus-claviculaire d'un petit ganglion très-dur, immédiatement sous-cutané, et du volume d'une cerise. Il semble disparaître sous l'influence des badigeonnages iodés. Nouvelle tuméfaction du ganglion de l'angle maxillaire ; badigeonnages iodés, résolution cette fois sans formation de pus. Ce fut la dernière poussée inflammatoire en ce point.

En 1871, des érysipèles partant des furoncles et occupant, l'un le membre inférieur, l'autre le tronc. Courte durée, nulle gravité. Rétablissement en une semaine. A la fin de l'année, apparition d'un petit ganglion dur dans la région sus-claviculaire gauche. Première manifestation de ce côté. Etat stationnaire du ganglion sus-claviculaire droit sur lequel on fait toujours de temps à autre un badigeonnage avec la teinture d'iode.

Au commencement de 1872 M. M... avait cédé son commerce et pris du repos. Sa santé générale ne laissait rien à désirer. Toutes les grandes fonctions s'accomplissaient de la façon la plus normale. A 62 ans, il en paraissait tout au plus 55. Rien à l'aisselle, rien dans la région carotidienne, noyau dur insignifiant à l'angle maxillaire. Deux ganglions stationnaires dans le creux sus-claviculaire droit, et un semblable à gauche.

En février, M. M... fit un petit voyage d'affaires aux environs de Paris. Sans doute il se refroidit. Le lendemain il fut pris de malaises. Une double pneumonie se déclara, qui malgré le traitement le plus judicieux et le plus énergique institué par notre distingué confrère le docteur Coutour, enleva le malade en moins d'une semaine.

L'autopsie ne put être faite.

Cette observation, si intéressante au point de vue chirurgical, l'est plus encore au point de vue nosologique. Elle démontre à la fois l'extrême ténacité de cette affection du système lymphatique, et sa bénignité relative comparée à celle d'autres productions malignes. Elle prouve encore qu'on est autorisé à intervenir chirurgicalement, les opérations pratiquées à l'aisselle et au cou ayant eu en somme un résultat aussi satisfaisant que possible.

Observation XXV

Recueillie par M. Valtat, interne des hôpitaux. (Adénie).

Vacher (Louis), âgé de 65 ans, se présente le 4 mars 1871, à la consultation de M. Panas, à l'hôpital Saint-Louis, pour des tumeurs ganglionnaires nombreuses, dont le début remonte à cinq ans environ.

A cette époque il lui vint dans l'aine gauche des petites tumeurs dures, roulant sous la peau, et complétement indolentes ; il n'avai d'ailleurs aucune ulcération à la verge, et affirme même n'avoir jamais eu aucune affection vénérienne. Ces grosseurs restèrent fort longtemps stationnaires, et ce n'est guère que dans ces huit derniers mois qu'elles augmentèrent de volume. Trois ans après j'apparition de ces dernières, il s'en montra de semblables dans l'aine et le haut de la cuisse du côté opposé ; enfin, vers le mois de lanvier 1871, les ganglions sous-maxillaires et cervicaux se prirent à leur tour, et se développèrent assez rapidement sans que, d'ailleurs, la santé générale éprouvât la moindre altération.

Aujourd'hui (4 mars), l'état du malade est le suivant :

Les ganglions inguinaux du côté gauche ont acquis un volume considérable, et forment une tumeur maillotée, grosse comme le poing. Cette dernière est complétement indolente, et n'a contracté aucune adhérence avec la peau qui a conservé sa coloration normale à la partie supérieure de la cuisse, au niveau du triangle de Scarpa, il existe une tumeur du même volume à peu près, offrant les mêmes particularités que la précédente, et n'en différant que par sa direction qui est parallèle à l'axe du membre. Ajoutons que depuis trois semaines environ, la cuisse et la jambe de ce côté sont le siége d'un œdème considérable, sans changement de coloration à la peau, et occasionnant plutôt des démangeaisons que de véritables douleurs.

Du côté droit, la région inguinale est le siége d'une tumeur analogue, mais un peu moins développée ; à la partie supérieure et antérieure de la cuisse, où sont une série de nodosités, du volume d'une noix, disposées en chapelet, et descendant jusqu'à la partie moyenne du membre ; ce dernier n'offre aucune trace d'œdème, et même, au dire du malade, il aurait sensiblement diminué dans ces derniers temps. Quoi qu'il en soit de cette assertion, les muscles sont encore très-accusés et n'ont rien perdu de leur contractilité électrique. Enfin, de chaque côté, dans la région iliaque et lombaire, on sent manifestement un empâtement considérable, qu'il est difficile de limiter avec précision, mais qui ne laisse aucun doute sur l'existence de tumeurs analogues aux précédentes.

Les deux aisselles sont le siége de nodosités nombreuses, du volume d'une forte cerise, indolentes, roulant sous la peau, et descendant en bas et en avant, sous forme de chapelet, le long de la paroi thoracique.

Le malade ignorait l'existence de ces tumeurs.

Les ganglions cervicaux sont pris aussi, mais à un faible degré, et ils forment de chaque côté un cordon noueux, peu apparent ; ceux de la région sous-maxillaire, surtout à gauche, ont acquis un volume énorme, ce qui donne à la physionumie un aspect tout particulier.

La percussion du thorax, ainsi que l'auscultation, permettent de constater la parfaite intégrité de la respiration. Les deux amygdales sont volumineuses, et font dans l'isthme du gosier une saillie très-notable, il n'est pas inutile de rappeler qu'il y a 25 ans, le malade dut les faire extirper, par suite du développement excessif qu'elles avaient acquis.

L'exploration minutieuse de la rate et du foie ne donne aucun résultat ; enfin la vue est bonne et toutes les fonctions s'exécutent avec une régularité parfaite. L'examen microscopique du sang, pratiqué deux fois à huit jours d'intervalle, ne révèle aucune particularité.

Prescription : 2 bains sulfureux par semaine, 4 cuillerées à bouche, par jour, de la prescription suivante : eau, 500 gr. ; iod. de potassium 20 gr.

Ce malade revient à la consultation tous les huit jours. Au bout de deux mois (2 mai), aucun changement ne s'est manifesté dans son état ; ses tumeurs n'ont pas diminué, mais sa santé générale est toujours aussi bonne, et il continue de vaquer à ses occupations, qui ne laissent pas que d'être assez fatigantes.

Observation XXVI

Recueillie par M. Pozzi, interne à l'hôpital des Cliniques.

Adénite cervicale.

La nommée X..., entrée à l'hôpital le 2 avril 1872, service de M. le professeur Broca, âgée de 18 ans, coloriste, née à Blest département de la Haute-Loire.

Antécédents. L'ensemble des renseignements fournis par la jeune fille, exclut toute hypothèse sur une relation à établir entre l'affection actuelle et une transmission héréditaire quelconque. D'un autre côté, la jeune fille dans son enfance et jusqu'à présent ne rappelle rien qui puisse établir qu'elle a eu ou des fièvres éruptives, ou des affections typhoïdes. Elle ne peut certifier qu'une blépharite qui n'a laissé aucune trace et qu'il est difficile de rattacher à une disposition scrofuleuse. Elle présente un léger gonflement des corps thyroïdes et à ce propos il est bon de noter que les goîtres sont très-fréquents dans sa localité.

Débuts et marche de la maladie. Elle entre à l'hôpital pour une tumeur située sur les parties latérales du col du côté droit et dont le début remontait à quatre ans. Au début, cette tumeur avait le volume d'une noisette et donnait la sensation d'une *glande* qu roulait sous le doigt. A l'époque où elle est entrée il y avait trois mois que la tumeur avait atteint le volume considérable qu'elle présentait à ce moment. De la grosseur du poing, à ce même moment, la tumeur est manifestement formée par une série de ganglions situés sur les parties latérales du col. Le premier ganglion assez volumineux, s'était développé d'abord derrière l'angle de la mâchoire. Un autre postérieur à celui-ci s'étendait jusque derrière l'apophyse mastoïde. Au-dessous, on trouvait une chaîne ganglionnaire s'étendant en pointe vers le bas du col. Ces tumeurs ganglionnaires n'ont jamais donné lieu à aucune douleur. La jeune fille n'a jamais éprouvé aucune gêne ni dans les mouvements du col, ni dans ceux de la mâchoire.

Traitement à l'entrée à l'hôpital : (à l'extérieur : teinture d'iode et pommade à l'iodure de potassium. A l'intérieur : huile de foie de morue et quinquina). N'ayant obtenu aucun résultat sous l'influence de ce traitement, on essaya quelque temps après de broyer la tumeur avec une aiguille pour en obtenir la resorption. On semblait avoir ainsi obtenu à la partie inférieure de la tumeur une légère diminution, mais l'amélioration était si insignifiante que l'on crut devoir recourir à la déchirure des ganglions à l'aide du ténotome. Dans la cavité artificielle ainsi produite, on injecta de la teinture d'iode à deux reprises différentes.

N'obtenant pas de résultat sensible et en face des instances de la jeune fille et de sa famille, on se décida à faire l'extirpation de la tumeur le 24 juin.

Incision parallèle au bord postérieur de la mâchoire et s'étendant de l'apophyse mastoïde à l'angle de la mâchoire. Enucléation de la masse ganglionnaire sans le secours d'aucun instrument tranchant. La décortication se fit avec le doigt et la spatule. On enleva ainsi 15 à 20 ganglions, et la difformité préexistante disparut complétement. Le lendemain de l'opération la malade avait 112 pulsations et une température de 39°,4. Depuis ce moment la malade n'a présenté aucun accident. Le traitement a consisté en injections à l'alcool phéniqué, pansements simples.

Aujourd'hui la malade accuse un certain malaise, qui provient sans doute de ce qu'elle a eu l'imprudence de s'endormir hier soir devant une fenêtre ouverte.

CHAPITRE V.

Les tumeurs du cou présentent des accidents qui leur sont communs à toutes et des accidents particuliers à chacun d'elles.

Les accidents communs à toutes les tumeurs sont des accidents de compression ; la compression peut se faire sentir sur les vaisseaux, artères et veines, sur les nerfs, sur la trachée, l'œsophage, le pharynx.

La compression sur les artères empêche la circulation du sang dans le cerveau et peut amener une certaine anémie cérébrale. Cette compression continue sur les artères peut amener leur ulcération. Lebert dit que les abcès ganglionnaires du cou ont une de la tendance à ulcérer les vaisseaux ; en voici un exemple sur l'artère carotide, indiqué dans la *Gazette hebdomadaire*.

OBSERVATION XXVII

Gaz. hebd. 1870, p. 603. Tumeur des ganglions du cou de nature inflammatoire. Hémorrhagie. Mort. M. Verneuil lit l'observation suivante au nom de M. Daivé.

Un homme de 40 ans est atteint depuis trois mois d'adénite

cervicale gauche; il entra à l'hôpital le 23 mars. La tumeur, du volume d'une orange, occupe la région sterno-mastoïdienne, depuis quelques jours; la tumeur est douloureuse, dure dans sa plus grande partie; bosselée, elle est fluctuante en deux points qui sont situés l'un avant, l'autre en arrière de l'attache supérieure du muscle sternomastoïdien. Application de potasse caustique.

Le 2 avril, le malade a la fièvre; la suppuration devient fétide. Douleur et sensation d'empâtement dans le côté gauche du larynx. Le 5 avril, à neuf heures du soir, une hémorrhagie en jet, de la grosseur d'une aiguille, a lieu par la plaie antérieure; elle s'arrête bientôt d'elle-même.

Le 6 avril, la tumeur s'est ouverte dans le pharynx; le malade crache du pus mêlé de caillots grisâtres. Le 18, le malade crache un peu de sang; accès de fièvre violent.

Le 20, nouveau frisson; quelques gouttes de sang s'écoulent par la plaie. Pendant la nuit, il fallut recourir à la compression directe pour arrêter l'écoulement sanguin. Je ne doute plus de l'ulcération de l'arbre carotidien. Le matin, une hémorrhagie foudroyante a lieu par la bouche, le malade expire aussitôt. Comme pendant la nuit l'hémorrhagie s'est faite par le bout artériel périphérique.

A l'autopsie, la tumeur est pleine de caillots. Elle se divise en deux poches : une, supérieure et postérieure, communiquant avec les deux plaies faites par les caustiques; une inférieure et antérieure, en rapport direct avec les vaisseaux carotidiens et l'ouverture pharyngienne. Le sterno-mastoïdien a disparu dans la suppuartion. Au moyen d'une injection d'eau ordinaire, on peut découvrir les points ulcérés. Il eût été impossible de lier la division de la carotide au milieu de tissus lardacés. L'ulcération siégeait à la fois sur la carotide primitive et sur la carotide externe. La tumeur s'ouvrait dans le pharynx en arrière et au-dessous de l'amygdale gauche. Les veines du cou sont saines. A la partie postérieure du poumon droit, quelques noyaux bruns d'hépatisation. Le foie est gras.

On a cité des cas dans lesquels il y a eu compression de l'artère vertébrale, avant qu'elle ne s'engageât dans le trou de l'apophyse transverse de la cinquième ou sixième vertèbre cervicale.

M. Huguier (*Séance du 2 août 1854, Société chirurgie*) parle d'un malade à qui il enleva un cancer situé sur la partie postérieure et latérale gauche de la langue; le cancer enlevé, il rapproche les parties, et le malade guérit promptement. Ce produit morbide ne récidiva point dans cicatrice mais dans un ganglion du voisinage, qui par propagation ulcéra la carotide. La mort fut bien prompte.

La compression des veines provoque de l'hyperémie cérébrale, des phénomènes congestifs du côté du cerveau; les veines peuvent être aussi ulcérées, mais l'accident le plus fréquent est l'œdème du membre supérieur; les veines superficielles sont par suite très-dilatées ; cette augmentation du volume des veines est une fort gênante complication dans les opérations.

La compression des nerfs peut s'exercer sur les nerfs profonds ou sur les nerfs superficiels; elle peut atteindre le grand sympathique lui-même. Voici un exemple de compression du grand sympathique, qui a produit une dilatation correspondante de la pupille ; ce fait est parfaitement d'accord avec les expériences de Claude Bernard et de Brown-Séquard sur le système nerveux ganglionnaire.

Observation XXVIII

M. Poiteau, thèse. Paris, 1869.

Thérèse N...., âgée de 25 ans, cuisinière, entrée le 24 novembre 1868 à l'hôpital Lariboisière, salle Sainte-Jeanne, n° 3.

Trois semaines avant l'entrée : gonflement du cou, douleurs pendant les mouvements.

19 novembre. La malade se plaint d'élancements dans la partie malade, élancements qui remontent vers l'oreille et produisent dans la tempe gauche une sensation de tourbillon. Dysphagie des aliments solides.

Le 22, dysphagie des solides et des liquides, dyspnée, accès de suffocation réveillant plusieurs fois la malade pendant la nuit.

Le 25. Gonflement assez étendu de la partie moyenne de la région sternomastoïdienne du côté gauche, sensation de fluctuation superficielle; il y a lieu de croire à un abcès superficiel du cou. M. Verneuil, après avoir chloriformisé sa malade, plonge un bistouri dans la tumeur; il en sort une quantité de pus phlegmoneux qu'on peut évaluer à 120 grammes; mais M. Verneuil ayant remarqué au côté correspondant à la tumeur la dilatation de la pupille qui a 1 millimètre de diamètre de plus que l'autre avait diagnostiqué à l'avance un abcès profond; il introduit le doigt dans la plaie, dépasse le sterno-mastoïdien et voit la confirmation de son diagnostic.

Le 28. La malade ressent encore des élancements qui partent de la plaie et remontent vers l'oreille et la tempe. La pupille gauche a bien diminué d'étendue. En plaçant la malade devant une fenêtre, de façon que l'œil gauche reçoive la lumière, la pupille gauche paraît encore plus large que l'autre; en la plaçant en sens contraire on comprend qu'il y ait une dilatation très-notable de la pupille gauche; enfin, si on tourne la malade en face de la lumière, on constate d'abord difficilement la dilatation de la pupille gauche; mais en faisant fixer un objet on voit la dilatation deveni très-manifeste.

5 décembre. La plaie du cou est presque fermée; il reste encore un peu de dilatation très-peu apparente de la pupille.

Le 10. La plaie est cicatrisée. La pupille est revenue à son état normal. — Sortie de l'hôpital.

Le pneumogastrique est quelquefois gêné dans ses fonctions, et certains malades peuvent périr de cette façon à la suite de troubles prononcés du côté des organes respiratoires; mais, comme la maladie est, ordinairement unilatérale, la vie peut encore se maintenir quelques temps, malgré la cessation de fonction de l'un de ces nerfs.

Le nerf diaphragmatique, dont les origines sont superficielles, n'est jamais directement atteint; placé en dehors de la tumeur, au voisinage de la peau qui est extensible, il échappe à la compression comme les nerfs du plexus cervical, mais le nerf facial peut être plus ou moins altéré au niveau de sa sortie du canal osseux, d'où il émerge, et une paralysie de la face en est alors la conséquence.

La compression des nerfs du plexus brachial cause des douleurs parfois intolérables, dont les malades se plaignent beaucoup.

La trachée ou le larynx comprimés ne laissent plus passer l'air librement, et il en résulte une imminence d'asphyxie; nous voyons un accident de ce genre décider M. Lannelongue à opérer une malade qu'il n'aurait sans doute pas opérée sans cela.

La voix peut être éteinte, soit à cause de la compression directe du larynx, soit parce que les nerfs récurrents ou le pneumogastrique ne peuvent plus remplir leurs fonctions.

L'œsophage et le pharynx sont aplatis, la déglutition est gênée considérablement, et l'alimentation devient parfois très-difficile; notons que, comme pour le larynx, la compression directe n'est pas toujours la cause de la cessation de fonctions du pharynx; la paralysie des nerfs qui s'y rendent entre pour beaucoup dans cette altération de fonctions. Il est à remarquer que la déglutition du liquide est parfois plus difficile que celle des solides; le malade a plus de difficulté pour boire que pour avaler une bouchée de pain.

La tumeur, par son volume, occupe un grand espace; elle dérange et déplace les organes qui ne conservent plus leurs rapports normaux, et il faut, si on doit opérer, conduire les instruments avec une extrême précaution, et il vaut mieux, si on doit opérer, commencer à énucléer les vaisseaux par le bas, afin de les comprimer s'ils venaient à être ouverts par mégarde.

Le traitement des tumeurs ganglionnaires du cou ne peut pas être présenté en bloc, et il doit avant tout s'appuyer sur le diagnostic; nous nous occuperons donc successivement :

1° Du traitement de l'adénite aiguë,

2° Du traitement de l'adénite chronique avec tendance à la suppuration, tumeur dépendant de la scrofule, du lymphatisme, des tubercules, des fièvres graves comme la fièvre typhoïde. Ce traitement sera différent suivant que la tumeur sera sans altération extérieur de la peau ou qu'elle se sera ouverte au dehors.

3° Du traitement des tumeurs rares, comme les kystes et les adénolymphocèles.

4° Du traitement des tumeurs d'origine syphilitique.

5° Du traitement des tumeurs que nous avons désignées sous le nom de lymphadénomes;

6° Enfin nous discuterons les indications et les contr'indications de l'opération et les procédés opératoires.

Le traitement de l'adénite aiguë du cou sera le même que celui de toute autre adénite, mais il faudra au cou chercher à éviter toute espèce de cicatrice; si l'inflammation est superficielle, on pourra employer les vésicatoires pour tâcher, suivant la méthode de Velpeau, d'arrêter la marche de la maladie. Si l'abcès est profond, et surtout s'il est au voisinage du pharynx et surtout rétropharyngien, ce qu'on pourra parfois reconnaître aux altérations de la pupille, il faudra donner issue au pus, dès que sa présence sera reconnue ; même, s'il n'y avait pas menace de suffocation , car la rupture spontanée de la poche (sur laquelle il ne faut pas du reste compter) peut amener, dans le sommeil par exemple, la suffocation du malade par l'écoulement du liquide dans les voies aériennes. (Chanturelle, Mém. Acad. médecine, 7 août 1814). Si l'abcès proémine dans le pharynx, un des meilleurs instruments est sans contredit le doigt du chirurgien, Gillette (1867, p. 104) si on ne peut ouvrir assez la bouche pour introduire un bistouri et être bien maître de son instrument.

Si l'abcès est de grande dimension et a de la tendance à fuser entre les aponévroses du cou, il sera utile de faire deux ouvertures (Jarjavay) et de passer un tube à drainage (Chassaignac, *Traité de la suppuration*).

Si la plaie est anfractueuse, il est important, suivant le précepte de M. Verneuil, de faire coucher le malade la tête plus basse que le tronc et reposant du côté malade, pour favoriser l'écoulement du pus. La même recommandation est indispensable après une opération.

2° Si nous avons affaire à une adénite chronique qui menace de se ramollir et de suppurer, il faudra, avant tout, employer un traitement anti-scrofuleux, bien entendu ; le séjour aux bains de mer, l'emploi de l'huile de foie de morue, du sirop d'iodure de fer, aura la plus grande importance.

Quant au traitement de la tumeur même au traitement local, il faudra tâcher de hâter sa résorption, par les applications de teinture d'iode, de pommades fondantes, etc. Si l'on ne réussissait pas, il faudra donner issue au pus, de préférence par une ouverture bien ménagée, afin d'éviter les cicatrices vicieuses. Paul Guersant, pour éviter cet inconvénient, employait un séton filiforme ; aujourd'hui, on pourrait vider l'abcès à l'aide d'un aspirateur et y injecter de la teinture d'iode. Quant à l'emploi des caustiques pour ouvrir ces sortes d'abcès, il est généralement défectueux, surtout au cou, parce qu'il laisse des cicatrices plus apparentes que le bistouri ; cependant les cautiques sont employés chez les individus très-pusillanimes et quand on se propose de détruire en même temps une portion indurée de la tumeur ; dans ce cas, le fer rouge, porté dans la plaie avec précaution, de manière à ménager la peau autant que possible, sera le meilleur instrument.

Si la plaie est décollée sur les bords, il faudra exciser les lambeaux de peau mortifiée et rapprocher autant que possible les bords de la plaie. M. V. Legros a indiqué, dans son mémoire à l'Académie (1865), un procédé particulier qui lui appartient pour rapprocher les bords de la plaie quand il a été obligé d'exciser des lambeaux. Ce procédé est surtout utile au cou quand la peau repose sur des tissus indurés. M. Legros s'est servi de son procédé dans la région de l'aine, mais ils pourrait être employé au cou, voici comment il le décrit :

Soit A B la plaie inguinale. J'introduis à distance des bords de la plaie, parallèlement à celle-ci, et à sa partie médiane, deux épingles d'entomologiste, C et D ; j'opère cette introduction de manière à raser autant que possible la surface dermique de la peau et à ménager ainsi la sensibilité de cette membrane, en faisant décrire aux épingles une sorte d'arc sous-épidermique. La figure ci-jointe donne une idée de la longueur de cet arc. On voit sortir les épingles en C' et D'. J'obtiens ainsi deux excellents points d'appui pour un fil ciré double et graissé dont je fais passer le plein sous les extrémités D et D' de l'épingle inférieure ; je croise les chefs au milieu de la plaie, je les ramène sous les extrémités C et C' de l'épingle supérieure ; et je fais un simple nœud en rossette N, sur la peau, entre les extrémités de cette dernière épingle.

Le fil est graissé, on se le rappelle, pour que le nœud soit plus facilement serré ou desserré selon les indications qui se présentent.

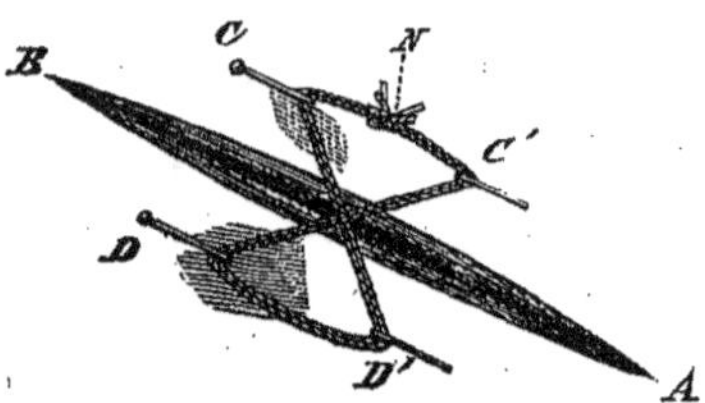

On remarquera que ce mode de suture offre les avantages suivants : 1 (Peu de douleur pour le malade; 2) pas d'irritation des lèvres de la plaie, puisque les épingles passent à *distance* de celleci; 3) pas de section possible des bords de la solution de continuité; 4) facilité de serrer ou desserrer, sans faire souffrir le malade, sans toucher la plaie; 5) possibilité de voir la plaie dans toute son étendue.

Au bout de trois jours, la plaie de notre malade était réunie; les épingles n'avaient produit qu'une légère irritation aux point d'entrée et de sortie; je les enlevai le quatrième jour et je les remplaçai par des bandelettes de collodion. Le malade garda le repos, dans la position demi-fléchie, et au bout de quelques jours la guérison était complète. La cicatrice est linéaire.

Voici la seconde manière d'opérer :

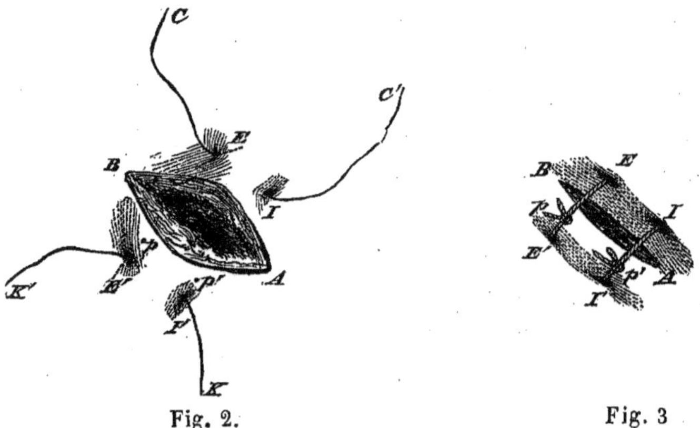

Fig. 2.   Fig. 3

Soit A B la plaie losangique résultant de l'excision.
J'introduis l'aiguille de Simpson sous les téguments tendus au

point d'immersion I, et je la fais sortir au point d'émersion E;
elle décrit une sorte d'arc le long de la lèvre supérieure et à distance de cette lèvre. Cette aiguille de Simpson, armée de fil métallique, livre passage au chefs C et C' qui me serviront de points de traction, et de moyens de contention, quand j'aurai fait la même manœuvre de l'autre côté de la plaie et dans une position correspondante. Effectivement, après l'introduction d'un fil avec l'aiguille de Simpson, j'obtiens deux nouveaux chefs I'K et E,K'.

Cette manœuvre constitue le premier temps du point de suture : *temps d'introduction des fils.*

Le second temps comprend *l'affrontement de la plaie et la torsion des fils*. A cet effet, un aide tient les lèvres de la plaie en contact, et retient en même temps les deux chefs opposés IC' et I'K; cependant le chirurgien réunit les autres chefs EC' et E'H' en exerçant une traction modérée; quand la plaie est suffisamment affrontée, les fils sont tendus au point P.

Je réunis de même les autres chefs que l'aide a maintenus jusqu'alors; je les tords au point p', et la suture est terminée. La figure 3 montre le résultat de ce mode de réunion, après le second temps. A B, plaie réunie E E' fil contentif passant sur la plaie, et formé de la réunion des deux chefs E C et E' K' tordus au point P I I', autre fil contentif formé de la réunion des deux autres chefs opposés tordus au point P'. On remarquera qu'un point de suture effectué par ce nouveau mode *équivaut à deux points* de la suture entrecoupée ordinaire, et n'a pas les inconvénients des anciennes sutures, tels que la présence d'un corps étranger dans la plaie, etc.

Des compresses d'eau fraîche ont été fréquemment renouvelées le premier jour sur la plaie; puis celle-ci a été pansée deux fois par jour avec un morceau d'amadou enduit de glycérine. Le repos au lit, cuisse demi-fléchie, a été observé. Le cinquième jour au au soir, les fils sont retirés; je recouvre la plaie de bandelettes collodionées, et je permets quelques mouvements. Toutefois, le malade ne s'est levé que le douzième jour, quand la cicatrice m'a paru assez résistante, et j'ai continué l'emploi du collodion. Aujourd'hui la cicatrice est linéaire.

M. Demarquay emploie de la façon suivante l'électro-puncture contre les engorgements ganglionnaires. (*Gazette des hôpitaux*, 1856) :

« Le nombre des aiguilles à acupuncture que M. Demarquay introduit dans le centre de la tumeur qu'il s'agit de guérir, varie suivant le volume de cette dernière. Le nombre ne dépasse pas six. Puis, se servant d'une pile, soit de M. Duchenne (de Boulogne), soit de M. Breton, il fait passer un courant électrique variable en intensité et en durée, en tenant compte de l'âge du sujet ou de la région où siége la maladie.

Lorsque l'engorgement est peu considérable, il a suffi souvent de quelques séances faites à deux jours d'intervalle pour obtenir la guérison. Mais comment s'obtient-elle? Voici, à cet égard, ce que nous avons été à même de constater à la maison municipale de santé, où M. Demarquay, avec l'assistance de M. Monod, applique fréquemment ce moyen de traitement. Si l'engorgement ganglionnaire s'est développé sur un sujet d'une bonne constitution, l'électricité seule, ou combinée à la teinture d'iode, avec laquelle ce chirurgien badigeonne, tous les trois ou quatre jours, la tumeur ganglionnaire, triomphe du mal après un nombre plus ou moins grand de séances, variable toutefois suivant une infinité de circonstances. Dans ce cas, la résolution se fait sans inflammation et surtout sans formation d'abcès.

Si, au contraire, l'engorgement ganglionnaire qu'on veut combattre est lié à un état diathésique, si, en un mot, une plus ou moins grande quantité de matière tuberculeuse se trouve au centre du ganglion, l'électricité peut encore guérir, et elle guérit même le plus souvent. Mais voici ce qui arrive : sous l'influence de la galvanopuncture, le ganglion s'échauffe, un peu de suppuration se forme au centre de cet organe. Dès que la chose est constatée, M. Dumarquay vide l'abcès à l'aide de ponctions sous-cutanées répétées aussi souvent que cela paraît nécessaire.

Dans ces cas, comme on le voit, l'électricité n'amène pas la résolution, mais la fonte purulente. C'est pour prévenir les cicatrices vicieuses que M. Demarquay a recours de bonne heure à la méthode de ponctions sous-cutanées.

M. Boulu pour ménager le derme contre l'action de l'électricité fait usage de sétons isolants.

On a encore employé les injections de teinture d'iode à l'intérieur à l'aide de la seringue de Pravaz. Le Dr Marston signale un cas de guérison (*Medec. Times*, juillet 1867).

Si la tumeur est dure, on pourra employer le morcellement à l'aide d'une fine aiguille qu'on introduira dans la tumeur et qu'on promènera dans tous sens pour faire une cavité dans laquelle on pourra injecter de la teinture d'iode. Ce procédé comme l'électroponcture détermine la suppuration de la tumeur. Nous ne croyons pas dovoir insister sur le traitement des fistules, car dans ces cas, les tumeurs ont plus ou moins disparu.

Le traitement des kystes, des ganglions du cou, sera celui de tous les kystes, si le sujet est très-jeune on se contentera de ponctions simples et on n'emploiera les injections irritantes que plus tard (thèse Boucher).

Quant aux adénolymphocèles, M. Anger indique le changement de climat, la compression qui n'est pas parfois sans danger, il insiste sur l'indication d'éviter avec soin d'enflammer la tumeur.

Les tumeurs d'origine syphilitique réclameront le

traitement de cette de cette diathèse nous n'y insiste-rons pas.

Sur les tumeurs dures, les lymphosarcomes ; la plupart des traitements employés ont échoué ! Nous croyons donc inutile de les passer en revue.

Nos nombreuses observations montrent que dans les cas de lymphadénomes, presque tous les traitements ont échoué.

Néanmoins, je signalerai un traitement palliatif qui a parfois réussi à diminuer les accidents ; je veux parler du déplacement de la tumeur et de son maintien par une sorte de matériel approprié.

Enfin, si une tumeur ganglionnaire a résisté à tous les moyens que nous venons d'indiquer, où si on a jugé qu'ils seraient inutiles, dans quelles circonstances devra-t-on opérer l'excision ?

On devra opérer si on soupçonne l'existence d'un lympho-sarcome unique qui ne s'est pas généralisé, parce qu'on aura ainsi l'espoir d'arrêter le mal dans sa racine et d'empêcher sa généralisation aussi prompte.

On devra encore opérer quand la tumeur, par son vo-lume, menace de compromettre la vie du malade par les compressions qu'elle exerce. Ce sont les deux indi-cations fondamentales : Opérer si on a espoir d'obtenir une guérison radicale ; opérer pour remédier à un acci-dent promptement mortel.

Enfin, il y a des tumeurs qui sont une telle cause d'ennui et de chagrin pour les malades, qu'il sera permis au chirurgien de céder aux instances réitérées qui lui sont faites.

En revanche, on ne devra jamais opérer :

Quand les tumeurs seront généralisées, quand il y aura des accidents qui feront craindre à l'existence d' une tumeur semblable dans les organes splanchniques ; à plus forte raison faudra-t-il s'abstenir si on avait reconnu la présence de leucocytes dans le sang ou constaté une cachexie avancée.

Quant au procédé opératoire à employer, nous ne pourrons mieux faire que de citer l'observation de Larrey, car c'est lui qui, le premier, pratiqua cette opération qui s'est depuis généralisée et dont on peut voir les difficultés, parfois insurmontables, dans quelques-unes de nos observations puisque le chirurgien a dû laisser l'énucléation inachevée. La relation de Larrey, que nous donnons ici, montre que, dès les premières opérations qu'il fit, l'auteur avait su s'élever au-dessus de toutes les difficultés qu'il allait rencontrer.

Observation XXVIII.

Relation de l'opération de Larrey, mémoire 1852.

» Ainsi après avoir mûrement réfléchi sur la possibilité de l'opération et sur ses résultats, le malade étant d'ailleurs parfaitement résolu, nous nous sommes décidé à la pratiquer le plus promptement possible. A cet effet, nous avons réclamé les avis de deux médecins éclairés, MM. Chaussier et Ribes, qui ont reconnu avec nous la nécessité et l'urgence d'extirper cette tumeur énorme qui exerçait déjà une compression mécanique sur les principaux vaisseaux de la tête, sur le larynx, la trachée-artère, et mettait le malade dans le plus grand danger.

» Tout étant disposé, nous procédâmes à l'opération le 17 novembre 1817, assisté de l'un des médecins consultants, de M. de Lacaze, chirurgien-major du 2ᵉ régiment des gardes suisses, et de MM. Gimelle et Desruelles, chirurgiens aides-majors à l'hôpital de la garde royale. Le malade, couché sur un lit fait exprès, nous traçâmes dans notre pensée le plan de l'opération telle qu'elle va être décrite, nous promettant surtout de prendre toutes les précautions nécessaires pour prévenir l'hémorrhagie des nombreuses artères que nous avions à couper, seul accident grave que nous eussions à craindre : d'ailleurs l'intelligence rare et l'habilité des chirurgiens assistants nous rassuraient sur le danger ; enfin, nous nous sommes dit avec Celse : *Melius est anceps expiriri remedium quam nullum.*

» A l'aide d'une incision parallèle au bord de la mâchoire, nous coupâmes d'abord les téguments qui recouvraient toute l'étendue de la tumeur ; trois autres incisions coupaient à angle droit cette première : l'une suivait le bord antérieur du muscle sterno-mastoïdien jusqu'à la clavicule ; la seconde, le centre de la tumeur, et une troisième, plus petite, la ligne médiane du larynx. Les lambeaux résultant de la surface antérieure de la masse squirrheuse, plusieurs artères coupées dans ces incisions furent liées successivement, et nous continuâmes la dissection jusqu'à ce que la tumeur fût isolée dans les trois quarts de la circonférence : des sillons profonds et celluleux la séparaient en plusieurs lobes de différentes grosseurs ; ce fut autant de routes que nous suivîmes pour arriver aux racines de ces tubercules. Des incisions ménagées sur les feuillets lamelleux de ces sillons détachaient ces corps glanduleux dont on coupait facilement les enveloppes au moyen du bistouri boutonné.

» La portion la plus épaisse et la plus saillante fut ainsi bientôt déchatonnée. Son pédicule tenant à de gros vaisseaux, nous y passâmes une ligature avant d'en faire la section. L'extraction de ce groupe glanduleux qui embrassait le bord de la mâchoire, que nous avons trouvée usée à quelques lignes de profondeur, mit à découvert les autres tumeurs, et facilita le reste de l'opération.

» Une des glandes, implantée dans l'intervalle des apophyses transverses des deuxième et troisième vertèbres cervicales, fut extraite avec les mêmes précautions.

» Une deuxième, de forme ovalaire et de la grosseur d'une amande, était développée dans la gaîne cellulaire de l'artère carotide primitive. (Cependant elle devait être extraite comme les autres, sans cela la maladie se serait reproduite.) Après avoir fait fortement comprimer cette artère au-dessous de la glande, nous incisâmes avec précaution sa tunique lamelleuse, de laquelle nous dégageâmes ensuite la glande au moyen du bistouri boutonné. Son extraction laissa tout à fait à nu ce vaisseau principal ; mais tout avait été prévu pour sa ligature, en cas d'accident.

ccidenLesats qui peuvent survenir pendant l'opération sont l'hémorrhagie. Qu'elle soit artérielle ou veineuse, l'hémorrhagie sera facilement arrêtée si on a le
soin de commencer à énucléer les vaisseaux par en
bas, afin d'avoir toujours ces organes sous les yeux et
d'être tout prêt à les lier au besoin.

La blessure des veines nécessitera la ligature, ce qui
est un inconvénient ; car la suppuration des veines
expose à la phlébite ; un plus redoutable accident est
l'introduction de l'air dans les veines. M. Trélat a vu,
dans une récente observation, sa malade mourir rapidement, et il attribue en partie à cette cause l'issue
funeste.

*Mort subite pendant le cours d'une opération et due au
chloroforme ou à l'introduction de l'air dans les veines.* —
J'ai déjà annoncé à la Société de chirurgie le fait dont
je vais l'entretenir, et sur lequel je ferai un autre jour
une communication dans un autre ordre d'idées. Je
veux parler aujourd'hui du fait saisissant de la mort
subite qui a emporté le malade.

C'était un homme de 32 ans, ayant eu une tumeur de la région
sous-maxillaire, un lympho-sarcome dont j'avais fait l'ablation
sans encombre et avec l'aide du chloroforme. Six semaines après
l'opération, une petite récidive s'est montrée sur le bord antérieur
du sterno-mastoïdien, dans un coin de la plaie de la première
opération. Le malade était d'ailleurs très-bien portant ; il se levait
et descendait tous les jours dans les cours. Le 19 novembre je me
décidai à enlever la petite tumeur. Le malade fut soumis au chloroforme ; il y a eu la période d'agitation habituelle, et principalement de la loquacité ; puis vint la résolution et la respiration ster-
toreuse, et la résolution fut complète. Une incision était à peine
faite que le malade changea de couleur : il n'y avait plus de pouls,
les bruits du cœur avaient disparu. Je plaçai en toute hâte les

doigts sur l'incision. Je pratiquai la position horizontale, la respiration artificielle par des pressions sur le thorax, l'insufflation même de bouche à bouche; l'électricité fut appliquée sur le diaphragme et les origines du nerf phrénique à l'aide d'un, puis de deux appareils. Au bout de quinze minutes la face reprit un peu de couleur, il y eut quelques inspirations. Un quart d'heure après il y eut encore quelque chose comme une respiration. Une heure durant les tentatives de toutes sortes ont été poursuivies, et le malade était probablement mort depuis une demi-heure lorsque nous avons renoncé à ces tentatives.

A l'autopsie, nous avons trouvé qu'une petite veine se rendant dans la jugulaire externe était ouverte obliquement par rapport à son axe. Celle-ci contenait un caillot noir. La jugulaire renferme un long caillot segmenté par quelques bulles d'air. D'autres bulles existent dans une des veines médiastines, dans la veine cardiaque postérieure. Le ventricule droit renfermait une très-notable quantité d'air. Il n'y avait rien dans les poumons, sauf de petites ecchymoses. La rate contenait des tumeurs qu'on est dans l'habitude de rencontrer dans la rate chez les malades atteints de lymphosarcome; il y avait aussi des ganglions engorgés dans le mésentère, mais il n'y avait rien dans le reste du corps qui pût se rapporter à la mort du malade.

Est-ce l'entrée de l'air dans les veines ou l'action du chloroforme qui est la cause de la mort subite? J'hésite encore aujourd'hui. Quoique l'on ait trouvé de l'air dans les veines, je pense que le chloroforme n'est pas étranger à la mort rapide du malade. L'entrée de l'air dans les veines est chose fort rare, je ne l'ignore point, puisque M. Sédillot dit qu'il n'en a jamais vu. Une des raisons qui me pousseraient à admettre que le chloroforme a surtout agi est ce fait, que la mort n'a pas été instantanée, qu'il y a eu, à deux reprises, un appel à la vie. Dans la mort par introduction de l'air dans les veines, la mort est instantanée, c'est un fait accompli; dans la mort par le chloroforme, on peut rappeler un instant les malades à la vie, ce qui n'a point lieu pour les cas de mort par entrée de l'air dans les veines. Malgré cela cependant, on ne peut méconnaître qu'il y avait de l'air dans les veines en quantité relativement considérable, qu'il y avait du gaz dans leur cœur droit et que le sang renfermait des bulles de gaz. »

Je me poserai en terminant cette importante question clinique : Un malade se présente avec une tumeur du cou; que faut-il faire si la tumeur est une phlegmasie aiguë, s'il y a du pus ou du liquide séreux, je n'ai qu'à renvoyer à ce que j'ai dit à propos de l'adénite aiguë, de l'abcès scrofuleux ou des tumeurs ganglionnaires abcédées et fluctuantes; mais, si la tumeur est dure, que le diagnostic soit douteux et que, cependant, elle soit unique et semble de nature à être opérée, il faudra d'abord résister à la sollicitation du malade qui voudrait être débarrassé de suite, et, si on a le moindre soupçon, lui faire suivre un traitement antisyphilitique, tout au moins à l'iodure de potassium. En quelques semaines, on sera bien sûr que l'on n'a pas affaire à une maladie d'origine syphilitique.

Concurremment, il sera prudent d'envoyer le malade aux bains de mer, de le mettre dans les meilleures conditions hygiéniques possibles, et, le traitement syphilitique suffisamment essayé, de lui faire faire un traitement interne antiscrofuleux : huile de foie de morue, sirop iodure de ferioduré, etc., et cela quelle que soit l'apparence extérieure du malade, afin de bien éliminer la question de scrofule, et on ne se décidera à l'opération que si la tumeur est unique, dans un seul groupe de ganglion, ou bien si elle menace directement les jours du malade. Dans ce cas, l'opération, au moins partielle, est pour le chirurgien un devoir comme la trachéotomie dans les obstructions laryngiennes, et ne dût-il prolonger la vie de son malade que de quelques jours, il devrait le faire, parce que, comme disait Larrey : « Notre devoir à nous est de conserver. »

L'observation suivante que nous devons à l'obligeance de notre collègue M. Delens vient a l'appui de notre quatrieme observation page 20, aupres de laquelle elle a été omise.

OBSERVATION XXIX.

Tumeur vasculaire ganglionaire du cou. Hôpital des cliniques, service de M. Nélaton.

Le 27 septembre 1865, un médecin des environs de Paris, amène à la consultation de l'hôpital des cliniques une jeune femme qui porte une tumeur volumineuse de la partie latérale droite du cou. Voici ce que M. Dolbeau constate:

La malade est âgée de 30 ans; elle est blonde, d'apparence lymphatique; mariée depuis dix ans, sa santé est assez bonne. Elle ne porte pas de traces de scrofule, mais la tumeur qu'elle présente sur la partie latérale droite du cou remonte à l'âge de 8 ans.

Depuis cette époque, elle a toujours existé, mais son accroissement a été très-irrégulier.

Il y a dix ans, elle n'avait que le volume d'un très-petit œuf de poule; c'est surtout, paraît-il, depuis quatre ans, que le développement a été plus rapide (à cette époque la malade a eu un enfant.)

Mais, depuis deux mois principalement la tumeur a considérablement augmenté.

On n'a pas grands renseignements sur l'aspect que présentait autrefois la tumeur; la peau n'a jamais été altérée la tumeur paraît avoir été toujours mobile et indolore. La malade s'en préoccupait peu.

Aujourd'hui la tumeur a au moins le volume du poing; elle occupe toute la partie latérale droite du cou, au-dessous de la mâchoire. En avant elle atteint presque la ligne médiane; en arrière il en est de même, elle s'avance à peu près jusque vers la partie moyenne de la nuque; inférieurement elle descend à deux travers de doigts de la clavicule.

Sa forme n'est pas régulière; elle est un peu bilobée une dépression peu profonde, verticale, au-dessous du lobule de l'oreille, la divise en deux moitiés une antérieure, une postérieure assez régulièrement arrondies. Vers sa partie inférieure et moyenne, près de ce sillon existent deux petits mamelons médiocrement saillants.

La peau qui recouvre la tumeur est saine, elle a son épaisseur normale et est assez mobile sur les parties sous-jacentes. La tumeur elle-même saisie en masse, malgré son volume, jouit d'une certaine mobilité. Le sterno-mastoïdien est situé au-dessous d'elle; on voit son extrémité inférieure se détacher de la partie antéro inférieure de la tumeur pour aller s'insérer à la clavicule.

La consistance est assez ferme, et la sensation que donne le toucher, comme l'aspect de la tumeur, font naître tout d'abord l'idée d'un engorgement ganglionnaire très-considérable.

Mais en examinant plus attentivement, on constate que la main appliquée sur la tumeur est soulevée par des pulsations isochrones à celles du pouls; on peut s'assurer qu'il n'y a pas seulement soulèvement en masse, mais expansion véritable en appliquant le pouce et l'index aux deux extrémités du diamètre antéro-postérier; il n'y a pas de frémissement perçu de cette manière, mais le mouvement d'expansion est appréciable à l'œil.

Le stéthoscope appliqué en un point quelconque donne un bruit de souffle intermittent, assez rude.

La compression de la carotide primitive, exercée autant qu'il est possible, au-dessous de la tumeur ne paraît pas modifier sensiblement les battements et l'expansion.

Ou ne voit pas de dilatation des artères de la face ni de la tempe, non plus que des vaisseaux cutanés.

Il paraît qu'il y a quelque temps le plus volumineux des deux petits mamelons qui existent à la partie moyenne et inférieure, présentait des battements si évidents, et une mollesse si grande que l'on craignait une rupture; aujourd'hui sa consistance est assez ferme.

La compression de la tumeur, en totalité ou en partie ne produit pas de réduction de son volume. La malade n'entend pas de bruit de souffle ni de rouet.

Le médecin qui amène la malade a pensé qu'il pouvait y avoir là une poche anévrysmale avec formation de caillots épais donnant à la tumeur sa consistance.

M. Dolbeau ne trouvant pas là plusieurs des signes essentiels de l'anévrysme, notamment la réductibilité, incline à croire qu'il s'agit d'une tumeur érectile développée sans doute dans une masse ganglionnaire.

INDEX BIBLIOGRAPHIQUE

PAR ORDRE ALPHABÉTIQUE DES NOMS D'AUTEURS.

———

ANGER (Théophile). — Adénolymphocèle. Thèse. Paris, 1867.

ATKINSON. — Medic and phys. journal, vol. 30.

BAUDENS. — Gazette hôpit., 6 mars 1849.

BATAILLIER. — Adénopathie vénérienne. Thèses. Paris, 1854.

BELL. — Journal de la science médicale d'Edimbourg, 1844.

BERTHERAND. — Adenites idiopathiques. Strasbourg. 1852.

BLANDIN. — Journal de médecine et de chirurgie pratiques, article 2637.

BONFILS. — Société médicale d'observation, 1856.

BOUCHER (Paul). — Kystes séreux du cou. Paris, 1868.

BOULU. — Mémoires de l'Académie de médecine, 15 août 1855.

BILROTH. — Pathologie chirurgicale générale, p. 753.

BROCA. — Société de chirurgie, 18 mai 1870. Gazette hebdomadaire, 1870, p. 428, n° 27. Gazette hôpit., 1872, p, 594. Bulletins Société de chirurgie, t. XI, 2e série et 18 mai 1870. Bull. Société anat., t. X, 2e série, p. 273.

BROOKE. — Transactions, 1823.

BURNS. — (Allan). — Observations on the surgical anatomy of the head and neck, 1813.

CASTELAIN. — Phlegmasies et abcès sous le sterno-mastoïdien. Thèse. Paris, 1869.

CAUBÈRE. — Hypertrophie générale des ganglions lymphatiques. Thèse. Paris, 1859.

CHASSAIGNAC et COME. — Société anatomique, t. XXXIX, p. 7.

CHASSAIGNAC. — Traité de la suppuration, 1859.

COLLES. — Surgical anat., 1844, p. 137.

COMOY. — Adénie. Thèse. Paris, 1867.

COSSY. — Gazette hebdomadaire, 1861.

CUSAK. — Dublin hospit. reports, t. I, 1817.

DEMARQUAY. — Electro-puncture appliquée au traitement des engorgements ganglionnaires. Gaz. hôp., 1856, p, 265.

DESPREZ. — Diagnostic des tumeurs. Paris, 1868, p. 246.

DISSANDES LAVILLATTE. — Adénopathie tertiaire. Thèse. Paris, 1871.

DUMONTPALLIER. — Gazette hebdomadaire, 1869, p. 606.

FOLLET. — Adénite cervicale considérée chez les militaires. Thèse. Paris, 1844.

GALOY. — Leucocythémie. Thèse. Paris, 1864.

GAUTHIER (V.) — Abcès rétropharyngiens idiopathiques. Genève, 1869.

GILLETTE. — Abcès rétropharyngiens idiopathiques. Thèse. Paris, 1867.

GUERSANT (Paul). — Gazet. hôpit., 1856, p. 557. Journal de médecine et de chirurgie pratiques, art. 3884.

HEILK. — Arch. f. physiolog., 1871. Deux observations de lymphome.

HÉRARD. — Union médicale, 1865, t. XXVII, p. 196.

HERNANDEZ. — Abcès du cou. Thèse. Paris, 1870.

HOLMES. — Traduit par O. Larcher. J.-B. Baillière, 1870, p. 895.

HUFELAND. — Traduit par Bousquet. Mémoire sur les tumeurs scrofuleuses, 1821.

HUGUIER. — Bulletins de la Société de chirurgie, 25 mai 1853. 25 janvier 1854.

ISAMBERT. — Union médicale, t. VIII, p. 38.

LABOULBÈNE. — Gazet. médicale, 1865, p. 568.

LANGHAUS DE MARBURG. — Lymphosarcome malin. Virchow. Arch. 11 avril 1872.

LANNELONGUE. — Gazette hôp. 1872, p. 321 et 330. Gaz. hebdom. 1872, p. 29.

LARREY (Hip.). — Mémoire sur l'adénite cervicale. Paris, 1852.

LEBERT. — Traité anatomie patholog. avec atlas, t. I, p. 237, 315 321, 341, 353, 553, t. II, p. 155.

LEBERT. — Union médicale, 1851, p. 176. Société chirurgie. 9 avril 1851.

LEGROS (Victor). — Traitement des adénites. Paris, 1865. Mémoire de l'Académie de médecine.

LIEGEY DES VOSGES. — Union médicale, 1859.

LOUIS. — Recherches sur la phthisie, 1843, p. 107.

Malle. — Mémoire sur les tumeurs ganglionnaires de la région cervicale. Arch. médic. de Strasbourg, 1836.

Marjolin. — Bulletin Société de chirurgie, 17 avril 1850.

Mayor de lausanne. — Bulletins de l'Académie de médecine, t. III.

Muguet. — Abcès du cou. Thèse. Paris, 1862.

Muller. — Zeitchrift. fur rationn. medicin, 3 R, 20, 129, 1863.

Nélaton. — Pathologie externe, t. I, p. 490, t. III, p. 357, 2ᵉ édit.

Nepveu. — Arch. génér. de médecine, 1872, t. II, p. 79.

Nicaise. — Notes sur la leucocythémie et l'adénie et les tumeurs lymphatiques. Gaz. médic., 1866.

Onimus. — Expériences sur la genèse des leucocytes. Gaz. hebd. 1868.

Panas. — Société de chirurgie, 14 et 21 oct. 1868. Gaz. hôp. 1868, p. 527, 530 et 539.

Paré (Ambroise). — OEuvres complètes. Paris, 1840, t. I, p. 355.

Perrin. — Union médicale, 1860, t. VI, p. 235.

Peyrocave. — Adénite cervicale considérée chez les militaires. Thèse. Montpellier, 1846.

Philippeaux. — De la résolution des adénites chroniques. Thèse. Paris, 1858, p. 536.

Picot de Tours. — Gaz. hôpit., 1870, p. 199.

Prez-Crassier (De). — Identité de l'adénie et de la leucocythémie. Thèse. Paris, 1868.

Prieur. — Union médicale, t. XXIII, p. 539, 1864.

Raux (Jules). — Lymphadénite cervicale. Thèse. Paris, 1857.

Richard (A.). — Société de chirurgie, 19 février 1851.

Richet. — Anat. chirurgicale, p. 500 et 528, 2ᵉ édit.

Robert. — Recherches anatomiques sur le cou. Thèse. Strasbourg, 1840.

Rosset. — Adénie. Thèse. Paris, 1867.

Roustan. — Adénite rétropharyngienne, Thèse. Paris. 1869.

Saldivar. — Leucocythémie. Thèse. Paris. 1870.

Salneuve. — Valeur séméiologique des affections ganglionnaires. Thèse. Paris. 1852.

Sarazin. — Nouveau Dictionn. de méd. et de chirurg. pratiques. J.-B. Baillière, 1868, t. IX, p. 597

Simon (Jules). — Leucocythémie. Thèse. Paris. 1861.

Simonin. — Inflammation des ganglions lymphatiques.

Talazac. — Tumeurs de la glande sous-maxillaire. Paris, 1869.

Toutain. — Inflammation des ganglions lymphatiques. Thèse. Paris, 1847.

Trélat. — Gaz. hôp., 1872, p. 212 et 453.

Trousseau. — Clinique médicale, t. III.

Velpeau. — Leçons orales de clinique, t. III.

Verneuil. — Société de chirurgie, 8 juin 1864.

Vidal de Cassis. — Patholog. ext., 1855, t. III, p 622.

Virchow. Traité des tumeurs, t. III, 1871.

Virlet. — Kystes congénitaux du cou. Thèse. Paris, 1854.

Viscaro. — Tumeurs ganglionnaires du cou. Thèse. Paris; 1852.

Voillemier. — Kystes du cou, 1852.

Wagner. — Arch. der Heilk, 1863, p. 430.

Warren (Jules). — Gaz. médicale, 1833.

Weinlechner. — Union médicale, 1864, p. 868.

Wunderlich. — Arch. für phys. Heilkunde, 1858.

TABLE DES MATIÈRES.

A. PARENT, imprimeur de la Faculté de Médecine, rue M^r le Prince, 31.